U0080601

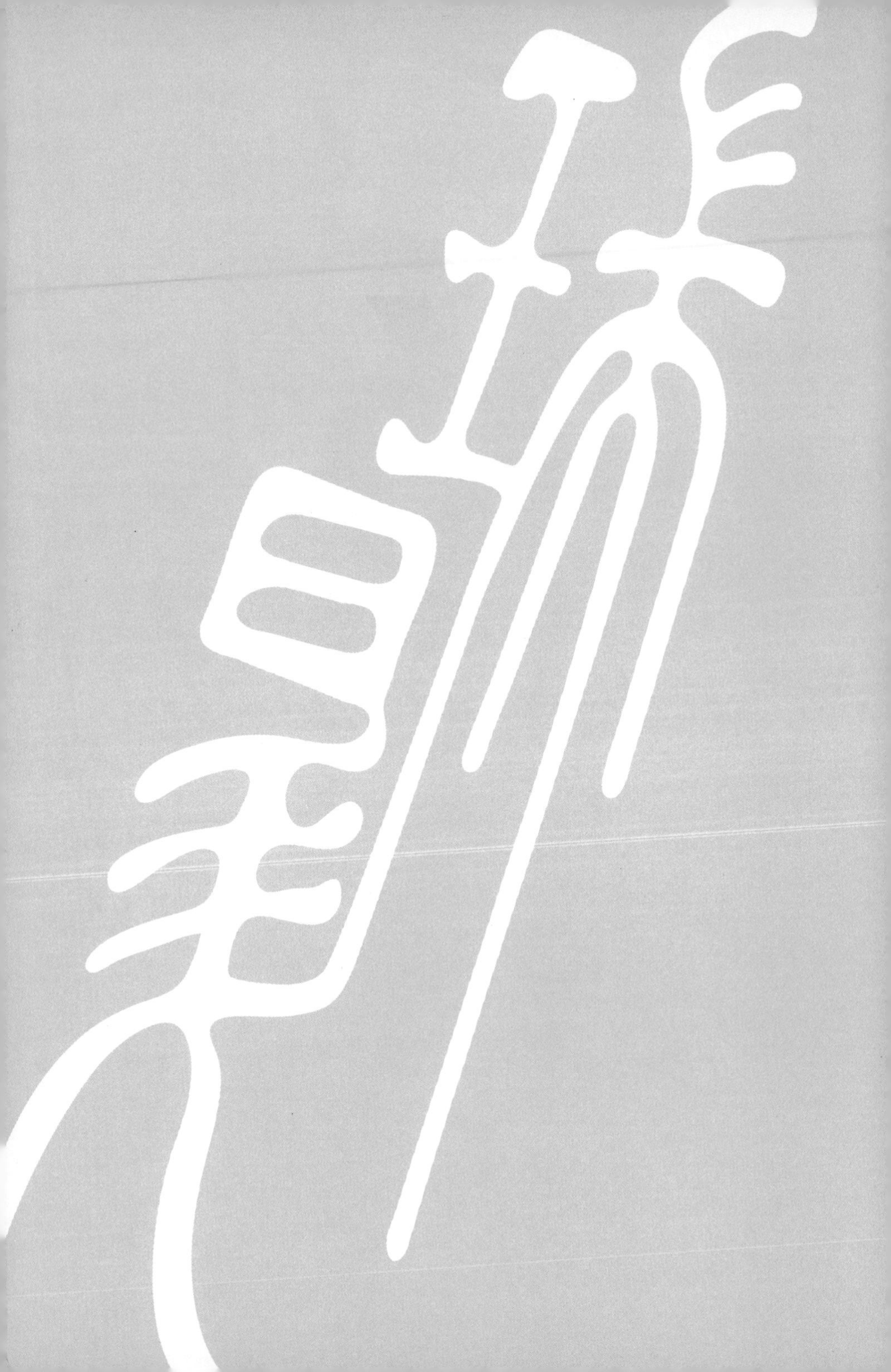

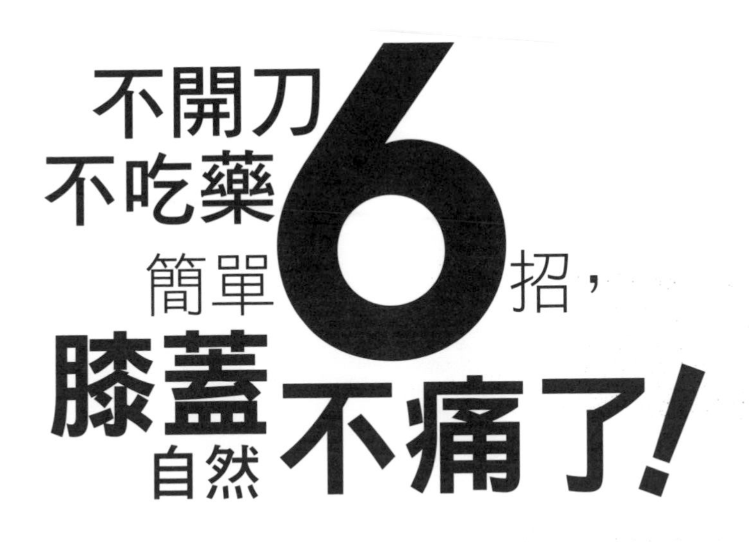

戸田佳孝

三悅文化

前言

「做為一位整型外科醫師，我希望在不動手術的前提下，治好患者的膝蓋痛！」

高中時期，一位姓福田的女性英語教師影響了我，以此為契機，我開始抱持上述想法。福田老師當年五十二歲，她罹患有類風濕性關節炎，備受全身關節變形與疼痛等症狀的折磨。就連膝關節也已經惡化到難以行走的程度，據她表示，當時她的整型外科醫師似乎建議她接受手術治療。但是福田老師卻斬釘截鐵地表示，她絕對不要接受手術治療。

我希望能夠實現她的願望，並曾經在某次扶她下樓梯時表示在未來一定會成為一位不動手術就能治好她膝蓋痛症狀的整型外科醫師。而這件往事留在我的心中，讓我懷抱著「不動手術就治好患者的疼痛」為目的，成為了一位整型外科醫師。

而在我實際成為整型外科醫師後，我發現大多數的患者都抱持著「不願接受手術」的想法。除了對在身體上動刀感到恐懼之外，「擔心症狀因此惡化」的憂慮也是一大原因。

因此在開業後的十五年間，我持續研究與實踐不動手術就治好患者膝蓋痛症狀的療法（醫學術語稱做「保守療法」）。而在醫學會以及國內外的醫學專刊當中，我也發表了多篇與膝蓋保守療法有關的論文。

而從二〇一二年開始，我更開始錄製由日本藝人明石家秋刀魚所主持的電視節目《真的假的!?ＴＶ》（富士電視台製播）。節目中我的頭銜是「膝蓋關節評論家」，更在不知不覺中在患者間流傳有「不動手術的整型外科醫師」的別名。

高齡者之所以會出現膝蓋痛的症狀，原因大部分都是出在退化性膝關節炎。而負責治療退化性膝關節炎的整型外科醫師身為一名外科醫師，幾乎都認為動手術才是治療症狀的康莊大道。在學會上談論的話題，也有九成都圍繞著手術二字打轉。而我這種研究保守療法的醫師可真是稀有動物呢。

但是日本過去十一年來進行的人工膝關節手術件數合計為五十七萬一千一百件，而在此之前每年的件數則約為三萬件。由於幾乎所有接受退化性膝關節炎手術的患者都是老人家，因此若大膽預測現在裝有人工膝蓋的人等於日本過去二十年來接受過手術的人，則約為八十四萬人。（＊2）

而日本目前罹患退化性膝關節炎的人口數估計大約為三千零八十萬人（＊1），八十四萬人僅相當於其中的2・7％。這代表剩餘97・3％的人都並未接受手術

與＊的數字相對應的參考文獻節錄於 P174。

治療，卻仍能正常生活。有鑑於此，我將本書的名稱定為《不開刀不吃藥 簡單6招，膝蓋自然不痛了！》。

當然，即便不接受手術治療，卻必須在生活當中強忍疼痛，或是僅為了改善症狀而接受對症療法，藉此勉強過活的話，可就沒什麼意義了。毫無疑問，膝蓋保守療法才能夠令97．3％的患者從膝蓋痛當中獲得解放，並且真正逃離手術所帶來的不安。換言之，透過膝蓋保守療法就能夠治好97．3％的患者，完全無須動手術。

而為了從膝蓋痛的魔掌當中拯救這97．3％的患者，我以過去十五年間的研究為基礎，整理歸納出了一套「無須動手術就可以治好膝蓋痛的方法」。

在進行保守療法時，重點在於持之以恆。本書為此首次揭露一套劃時代的方法。除此之外，也大量引用以研究論文形式發布，獲得學界客觀認可的調查報告，以及其他的具體數據等，以期提供給各位讀者的資訊都是基於醫學依據的事實。我自信書中所載內容具有高度可信性，因此希望各位都能夠加以實踐。

相信若是能夠從膝蓋痛獲得解放，日常生活就會變得更加自由而愉快，進而度過比往日更加豐富的每一天。

戶田佳孝

目次

前言　3

第1章 為何會出現膝蓋痛的症狀？

造成膝蓋痛的原理　12
即便膝蓋磨損，也不至於會造成膝蓋痛　19
做為退化性膝關節炎特徵的症狀　21
膝蓋障礙的種類與特徵　26
將膝蓋痛的程度數字化　29

第2章 大公開！幫助治好97%膝蓋痛的「戶田保健法」

有時健走反而會令膝蓋痛的症狀惡化　36
六種讓膝蓋痛不藥而癒的肌力訓練　39

【專欄】持之以恆地進行肌力訓練最為重要 54
除了肌力訓練以外，建議的運動療法之一「水中健走」 57
除了肌力訓練以外，建議的運動療法之二「踩飛輪」 60
首次公開——幫助持之以恆地進行運動療法的劃時代方法！ 61
透過三個實驗來驗證使用體重計測量肌力的方法是否有效 65
進行肌力訓練時，應該將提升肌力的目標設定在哪裡？ 68
肌力越強，疼痛越少 70
穿戴護膝時能夠幫助將意識放在膝蓋上，進而減輕疼痛 73
矯正鞋墊能夠改變腳踝角度，藉此舒緩膝蓋痛的症狀 83

第3章 傳統療法無法治好膝蓋痛的理由

你的膝蓋真的需要動手術嗎？ 98
各位該知道的手術副作用 102
關於營養補給品的真面目，普羅大眾不太知道的事 115

第4章 我所實踐的膝蓋痛療法

斬斷反覆以玻尿酸關節注射舒緩膝蓋疼痛的惡性循環 126
使用較細的注射針頭或是配合冰敷，即可減輕注射時的疼痛 132
針對劇烈的膝蓋痛症狀，有時可注射類固醇 134
透過減重來降低膝蓋與心靈的負擔吧！ 136

第5章 親身經歷！自行治好膝蓋痛的症狀

最後一步就是持之以恆地進行自己喜歡的運動 146
我曾因為摔倒而傷到韌帶與半月板，但是現在已經幾乎與膝蓋痛無緣，同時更改善了O型腿的毛病 147
我花費九個月的時間擺脫導致難以上下樓的膝蓋痛，因此得以繼續打自己視為人生志趣的高爾夫球 153

原本貼藥膏跟電療都無法治好我的膝蓋痛，但是我卻花上了一個月就幾乎擺脫膝蓋痛症狀，並成功登上馬特洪峰與白朗峰 159

原本雙膝都出現像是膝蓋骨互相摩擦的劇痛，但是花費半年的時間之後，得以成功擺脫劇痛症狀，也不會在行走時跌倒了 165

結語 171

參考文獻 174

插畫：勝山英幸

圖片製作：田栗克己

第1章

為何會出現
膝蓋痛的症狀？

造成膝蓋痛的原理

根據統計數據顯示，腰痛是整型外科醫師最常碰到的患者症狀，而膝蓋痛則緊追在後。但是由於我被認為是一位「無須動手術就可以治好膝蓋痛的整型外科醫師」，因此來診所看診的患者的症狀約有八成都是膝蓋痛。而其中又以中高年齡層的患者佔多數，他們都抱持著如：「沒辦法輕鬆自在的上下樓」、「無法從事自己喜愛的高爾夫球運動」、「必須放棄原本滿心期待與友人一起去登山的行程」等實實在在的煩惱。

為何他們會出現膝蓋痛的症狀？首先就讓我來向各位說明造成膝蓋痛的原理吧。幾乎所有中高年者的膝蓋痛症狀都是「退化性膝關節炎」所造成的。罹患退化性膝關節炎這種疾病時，患者會因為年齡漸長而出現O型腿、膝蓋軟骨磨損等情形，以致膝蓋的結構毀損，進而出現疼痛的症狀。當腿型變成O型腿時，對膝蓋內側造成的負擔就會增加，因此在照射X光片時可以發現膝蓋內側骨骼之間空隙變窄的特徵。由於X光片只能夠拍攝出骨骼，因此骨骼之間空白的部分就是所謂的軟骨了。

接下來請各位看到左頁的圖片。其中右圖是關節正常者的X光片。各位可以發現

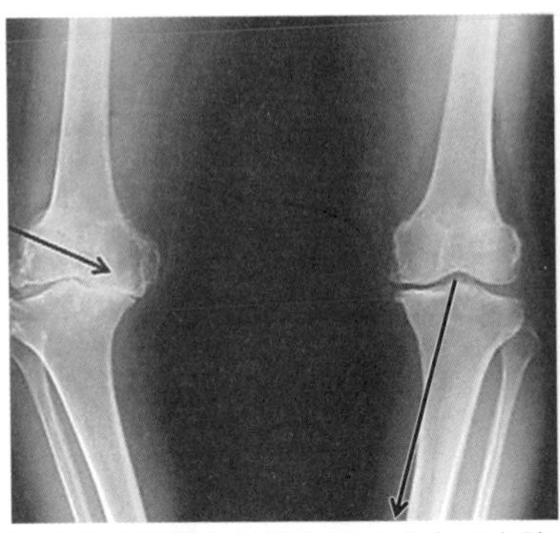
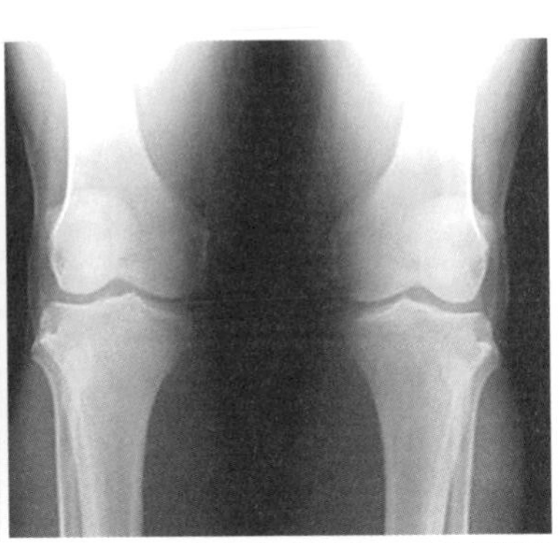

正常的膝關節在骨骼之間留有充足空隙，且脛骨呈現筆直狀（右圖）；而在罹患退化性膝關節炎時，內側骨骼之間的空隙較窄，且有軟骨磨損的情形。除此之外，脛骨也呈現傾斜狀，有O型腿的毛病（左圖）。

在骨骼與骨骼之間留有充足空隙（軟骨），且脛骨（小腿骨）也呈現筆直狀。另一方面，左圖則是退化性膝關節炎患者的X光片，各位可以發現到其內側骨骼之間的空隙較窄，有軟骨磨損的情形。除此之外，也可以確認其脛骨呈現傾斜狀，腿型已經變成了O型腿。

隨著年齡漸長，每個人都會出現O型腿的毛病，這可說是大自然的更迭變化。大家在剛出生時都是O型腿，在青春期時會變成X型腿，而隨著年齡漸長又會再變回O型腿，這是人體與生俱來的構造。但是其研究結果亦顯示，女性較容易罹患退化性膝關節炎，約有八成的患者都是女性。而五十歲以後的中高年者也較容易罹患退化性膝關節炎。

有關女性較容易罹患退化性膝關節炎的理由形形色色，各異其趣，但是醫學界認為多半是因為荷爾蒙的影響，或是與肌肉隨著年齡漸長而萎縮有關。

一般而言，我們可以根據股骨（大腿骨）與脛骨之間所形成的夾角「股骨脛骨夾角（femorotibial angle，FTA）」大小來判斷O型腿的嚴重程度。以正常的狀態來說，日本人的股骨脛骨夾角平均值為一七四度。而股骨脛骨夾角的角度越大，代表O型腿的情形越嚴重。醫學上則將股骨脛骨夾角大於一七六度者定義為內翻變形（O型腿）。

一旦罹患O型腿，導致脛骨向內側傾斜時，就會令膝蓋不易伸直與彎曲。因此患者會出現無法正常跪坐等情形。我們將這種關節活動範圍變窄，行動因此受限的情形稱做「關節活動度受限」。

而X型腿的退化性膝關節炎患者相當罕見，但是不管是O型腿還是X型腿，患者的膝蓋內側幾乎都會出現疼痛。因此應對方式大致上也與O行腿的患者沒有差異。

左頁圖片為正常的膝蓋構造。從正面看去可以發現股骨與脛骨都附著有軟骨，且軟骨之間存在有一名為半月板的組織，能夠產生緩衝作用。除此之外，負責連結股骨與脛骨的側副韌帶也起到了防止膝蓋左右搖晃的作用。

正常的膝蓋構造

（正面）

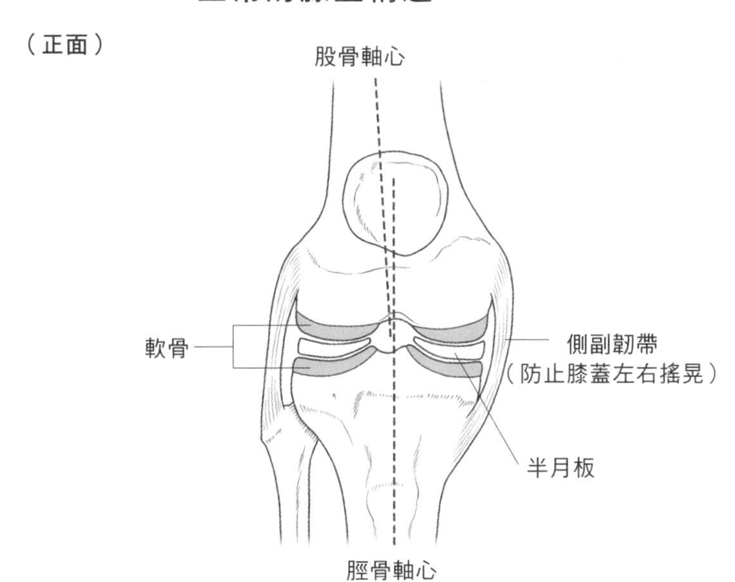

（側面）

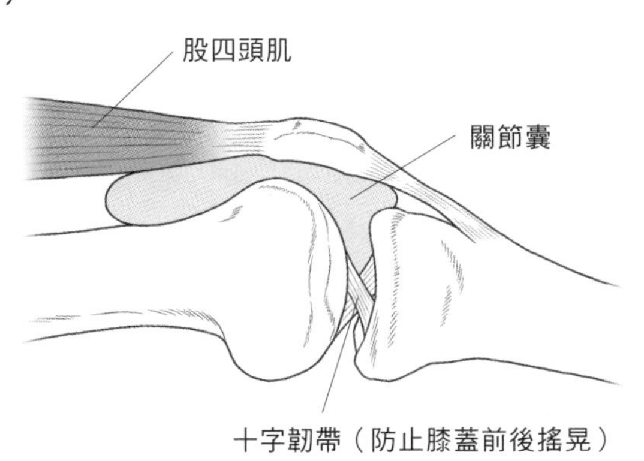

從側面看去，可以發現股骨與脛骨之間存在有十字韌帶，而十字韌帶則起到了防止膝蓋前後搖晃的作用。附著於股骨表面的關節囊則儲存有二至三毫升的關節液，並被位於大腿前側的股四頭肌所包覆。而形狀酷似門片絞鍊的膝關節則負責連結股骨與大腿骨，又被稱為屈戌關節。上述構造讓我們能夠自由自在地彎曲、伸直膝蓋。

年輕時，半月板扎實地鑲嵌於股骨與脛骨之間，彼此的關係就像是鑰匙與鑰匙孔，但是隨著年齡漸長，導致膝蓋軟骨磨損時，半月板就會因為不再吻合而出現破裂。當半月板破裂形成碎片時，體重會逐漸將半月板擠出，進而對其中有神經與血管通過的側副韌帶與關節囊形成壓迫。這也是退化性膝關節炎會造成疼痛症狀的原因所在（請參考左圖）。

此外也由於膝蓋內側承受了較多的體重，因此半月板破裂的情形較容易出現於膝蓋內側，以致疼痛等症狀也較容易出現於膝蓋內側。而體重較重者、年輕時曾從事激烈運動者、工作需搬運重物者會比其他人更快出現半月板破裂的情形。

除此之外，當關節囊受到壓迫時，就會因為發炎而出現腫脹症狀。相信各位在感冒時，都曾經有過因為鼻塞而導致頭痛的經驗吧。與此相同，一旦關節囊發炎，其中的關節液就會增加，導致關節囊膨脹，進而產生劇烈的膝蓋痛。這是一種「膝關

造成膝蓋痛的原理

青年期　　中年期　　老年期

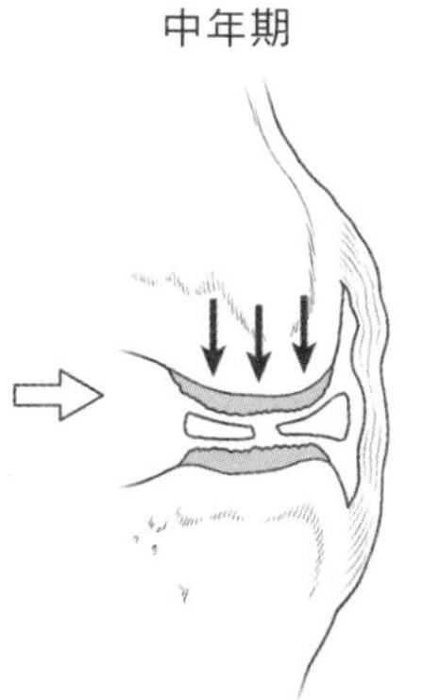

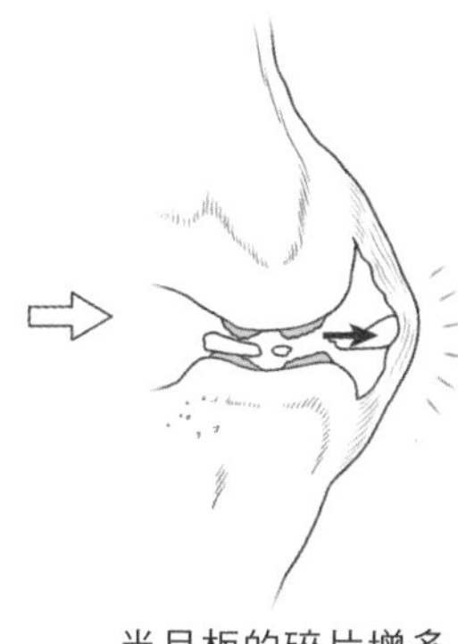

軟骨磨損，讓半月板需承受更多體重，以致最後破裂毀損

半月板的碎片增多，進而壓迫側副韌帶

節積水的狀態」（請參考第18頁的圖片）。

而膝關節積水不只會造成劇烈疼痛，同時膨脹的關節囊也會擠壓股四頭肌，進而導致肌力下滑。由於股四頭肌負責伸展膝蓋，因此當此肌群的肌力下滑時，患者就會無法正常進行伸展膝蓋的動作。

當膝蓋長期維持於無法完全伸展的狀態時，患者的膝蓋就會時刻處於稍微彎曲的狀態，並在行走時對腰部造成負擔，因此甚至可能會引發腰痛。有鑑於此，患者應該要前往醫療機構，請醫師幫助排出蓄積於關節當中的多餘液體，不可以置之

膝蓋積水與疼痛之間的關係

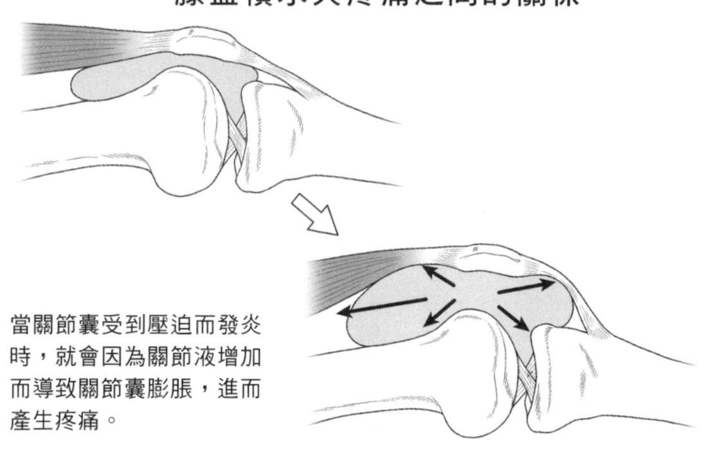

當關節囊受到壓迫而發炎時，就會因為關節液增加而導致關節囊膨脹，進而產生疼痛。

不理，因為若是這麼做，就會導致股四頭肌逐漸萎縮，招致疼痛的負面循環。

而我的研究結果則顯示，當透過超音波檢查發現關節囊的最大截面積達八·七平方公分以上時，即應進行穿刺抽液療法（抽出膝蓋當中的積水），藉此降低積水再次復發的機率（＊1）。

此外，「一旦接受穿刺抽液療法，就必須定期接受該療法了」也是一種誤解。這是一種倒果為因的說法。當醫師從膨脹的關節囊當中抽出關節液之後，關節囊會因為失去液體支撐而變得皺巴巴的，此時很容易會再次蓄積關節液。這就跟將氣球吹鼓之後，放氣後還是很容易可以再次吹鼓的道理如出一轍。也就是說，並非抽液的動作令膝關節積水容易復發，而是關節液已經將關節囊撐開，以致膝關節積水容易復發。

當我以「膝關節評論家」的身分參與電視節目《真的假的!?TV》的錄影，並提到這件事情時，主持人明石家秋刀魚也嚇了一大跳呢。我想這應該是許多一般人都不知道的知識吧。於此同時，也在在顯示大多數人都抱持有「一旦接受穿刺抽液療法，就必須定期接受該療法了」的誤解。由於穿刺抽液療法並不會是膝蓋積水復發的原因，因此建議各位在出現膝蓋積水的症狀時，就要盡速就醫，讓醫師幫助抽出多餘的關節液。

即便膝蓋磨損，也不至於會造成膝蓋痛

「罹患退化性膝關節炎時，是軟骨磨損造成了疼痛」這是另一種常見的誤解。軟骨磨損並不會造成疼痛。之所以會這麼說，是因為軟骨的構造類似玻璃，當中並沒有神經與血管通過，乃是仰賴流經其表面的關節液以獲得生長所需的營養。由於當中沒有神經與血管通過，受損時自然也不會感到疼痛。誠如前面所述，當破裂的半

月板壓迫到有神經與血管通過的韌帶或是關節囊時，退化性膝關節炎的患者就會出現膝蓋痛的症狀。

而電視節目與報章雜誌當中常常會提出「補充構成軟骨的成分能夠幫助舒緩膝蓋痛」的說法，大肆宣傳添加有葡萄糖胺與軟骨素等成分的營養補給品。但是由於軟骨磨損並不會造成疼痛，因此即便補充構成軟骨的成分也無法幫助解決疼痛。

說到底，即便經口攝取構成軟骨的成分，也無法讓膝蓋軟骨再生如初。當經口攝取由大量原子組合而成的高分子原料進體內時，這些高分子原料會先在胃腸道被消化至胺基酸的大小，才會進入血液，幾乎不會有高分子原料維持原本外型抵達目標部位的情形發生。由此可見，透過營養品來補充葡萄糖胺、軟骨素等構成軟骨的成分無法幫助改善退化性膝關節炎，可說是一種於事無補的做法。

做為退化性膝關節炎特徵的症狀

那麼退化性膝關節炎患者又會出現怎樣的疼痛與相關症狀呢？以下容我向各位介紹五個膝蓋痛的代表性症狀（請參考第24頁～25頁的圖片）。

❶步態左右搖擺

當半月板因破裂而被擠出時，就會壓迫到負責防止膝蓋左右搖晃的側副韌帶，進而造成步態左右搖擺的症狀。除此之外，O型腿的人在行走時會對膝蓋外側施加壓力，因此較容易出現步態左右搖擺的症狀。患者要多加注意，以避免與他人並肩行走時，不斷碰撞到他人的肩膀。

而在出現步態左右搖擺的症狀之後，患者會下意識地讓膝蓋內側的肌肉用力，藉此防止步態左右搖擺，並維持膝蓋安定性。長期下來會令膝蓋內側的肌肉變得僵硬不堪。而在膝蓋內側的肌肉當中，有一處由負責彎曲膝蓋的肌肉所形成的內側曲肌群，由於此時該肌群也會僵化，因此患者將會出現膝蓋難以伸展等症狀。

❷伸展膝蓋時感到疼痛

伸直膝蓋睡覺，於睡眠過程中感到膝蓋內側疼痛。這是一種負責彎曲膝蓋的內側曲肌群於睡眠過程中僵化，因此導致膝蓋無法伸展所引發的症狀。除此之外，當股骨與脛骨咬合不良時，也有可能導致膝蓋無法伸展。

常有人因為感到膝蓋痛，而於睡覺時在膝蓋下方墊枕頭。但是這麼做會讓膝蓋長時間維持彎曲狀態，以致膝蓋變得越來越難伸展。而除了膝蓋痛以外，於膝蓋無法伸展的狀態下走路也會對腰部造成龐大負擔，以致出現腰痛症狀，因此必須多加注意。

❸從椅子上起身時感到疼痛

長時間維持坐姿後，從椅子上起身時感到膝蓋內側疼痛。當維持膝蓋彎曲的狀態達一定時間後，負責讓膝蓋彎曲的肌肉就會僵化，以致出現膝蓋痛的症狀。由於負責彎曲膝蓋的肌肉位於膝蓋內側，因此當設法伸展膝蓋時，會是膝蓋內側出現疼痛症狀。

❹下樓時感到疼痛

負責防止膝蓋前後搖晃的十字韌帶鬆弛，進而導致此症狀。原因則是出在當踩下樓梯的前腳維持踮腳尖的姿勢時，十字韌帶無法控制股骨向前方推擠的力道。

閒聊一下，在車站等設施常常會出現設置有往上的電扶梯，卻並未設置有往下的電扶梯的情形。而考慮到罹患退化性膝關節炎，因此抱有膝蓋痛症狀的患者多以高齡者為主，有關單位應該要增設更多往下的電扶梯才對。

除此之外，當十字韌帶鬆弛的症狀加劇，有時患者在平坦道路行走時也會突然出現膝蓋無力而「軟腳」的情形。

❺蹲下時感到疼痛

蹲下時感到膝蓋痛，此症狀的原因也是出在十字韌帶鬆弛。由於十字韌帶無法控制膝蓋前後搖晃的情形，因此患者會無法維持平衡，嚴重時甚至會因此摔倒。

膝蓋痛的代表性症狀

❶步態左右搖擺

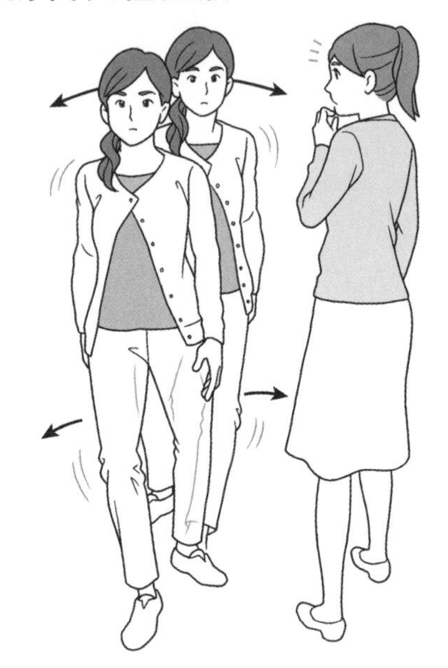

❷伸展膝蓋時感到疼痛

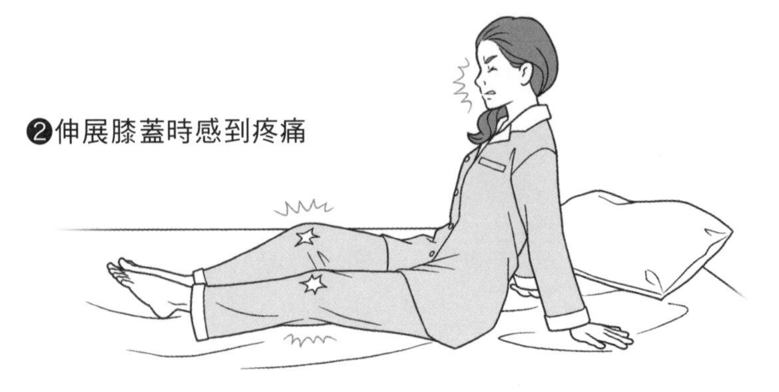

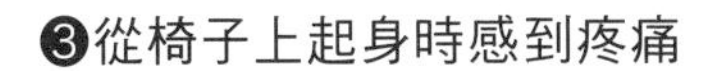
❸從椅子上起身時感到疼痛

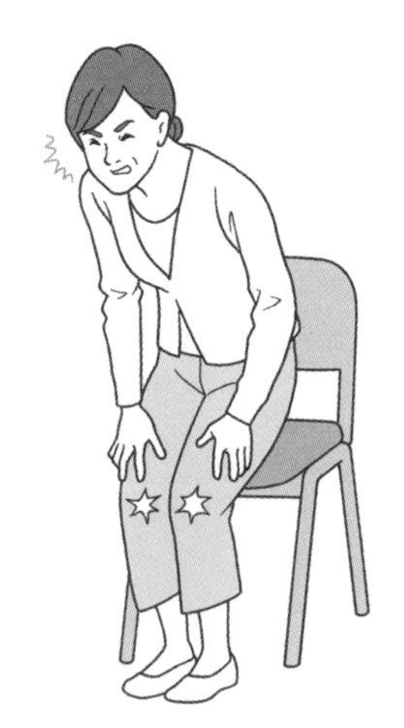

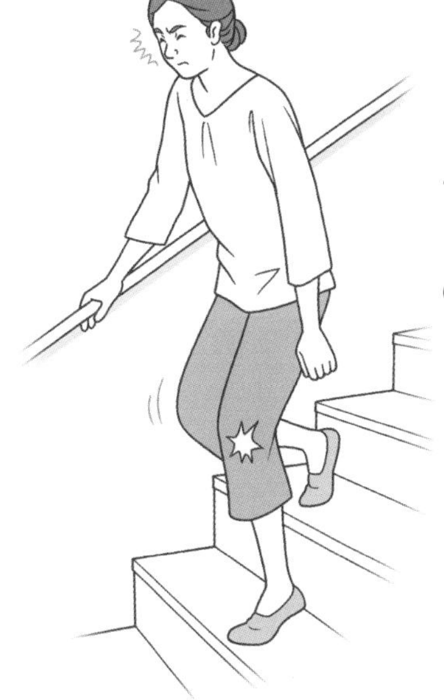

❹下樓時感到疼痛

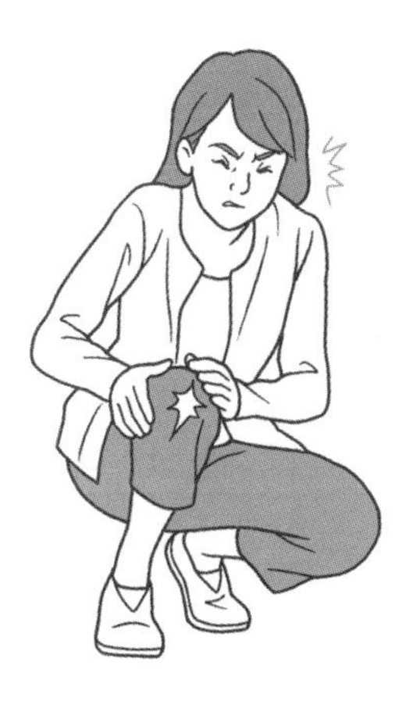

❺蹲下時感到疼痛

誠如以上所述，退化性膝關節炎的特徵在於彎曲、伸展膝蓋，乃至於進行某些動作時會出現膝蓋痛的症狀。而若是靜止不動時仍然會感到疼痛，則有罹患其他疾病的疑慮，此時建議前往醫療機構接受檢查。

膝蓋障礙的種類與特徵

以下列舉有除了退化性膝關節炎以外會造成膝蓋痛的疾病與障礙。

●類風溼性關節炎

類風溼性關節炎的患者普遍會出現手腕、手指、腳趾等小關節疼痛，並隨著病情加重而逐漸出現全身關節疼痛的症狀。有時患者也可能會由膝蓋開始出現類風濕性關節炎所導致的疼痛。而其特徵則在早晨時段的疼痛特別劇烈，且即便是在就寢時並未活動膝蓋也會感到疼痛症狀。

●痛風（血中尿酸過高）

有時候痛風所導致的疼痛也會先出現在膝蓋。而「痛風」一詞帶有「風吹就會痛」的意涵，特徵在於即便患者靜止不動也會感到劇烈疼痛。罹患痛風時，患者的關節也會發紅腫脹，普遍而言，腿部第一趾（拇趾）的根部大多會出現疼痛症狀。若是血液檢查的結果顯示尿酸值過高，那可就得多加注意了。

●假性痛風

假性痛風是一種焦磷酸鈣結晶沉澱所導致的關節炎，症狀多出現於晚上。大多數情況都會同時出現腳踝、肩膀等處關節疼痛的症狀，僅單獨出現膝蓋痛的情形相當罕見。由於這是一種較容易出現於高齡者身上的疾病，因此有時也會與退化性膝關節炎一起出現。

●化膿性膝關節炎

細菌入侵關節囊所導致的發炎，患者會出現膝蓋熱痛，全身發燒的症狀。甚至稍微一碰，就會疼痛到受不了。

●股骨無菌性壞死

「無菌性」係指骨骼在沒有雜菌侵入的情況下變得脆弱，以致骨骼中形成空洞，並在其周遭骨骼形成細小裂痕（輕微骨折），進而產生疼痛的疾病。由於輕微骨折是造成疼痛的原因，因此熱敷反而會令疼痛加劇。其特徵則在於夜晚也會出現疼痛症狀。

●外傷

當承受原因顯而易見的明顯外傷時（如從樓梯摔落等），或是有運動傷害時，肌肉與韌帶往往都已經發炎，因此建議盡快前往醫療機構接受檢查。而因為運動以及外傷等原因產生膝蓋痛時，則可能是罹患前十字韌帶損傷、內側側副韌帶損傷、髂脛束症候群、鵝足滑囊炎等疾病。

除此之外，肥胖也是引發膝蓋痛的原因之一。但是肥胖所導致的膝蓋痛幾乎都是因為體重對膝蓋造成壓迫，進而令膝蓋結構損壞，因此大多為退化性膝關節炎。

此外，肥胖也有可能導致尿酸值上升，進而引發痛風性關節炎。

將膝蓋痛的程度數字化

疼痛屬於個人感覺，因此不易以客觀角度來評價其程度強弱。但若是無法設法掌握患者於治療前後的疼痛程度變化，也就難以確認治療的效果如何了。因此在我所進行的診療以及研究當中，都使用「膝關節炎病人疼痛指數（Lequesne'Index）」、「視覺類比量表（Visual Analogue Scale: VAS）」等疼痛評量方法來將患者膝蓋痛的程度數字化。

下面將介紹上述方法的具體操作步驟，希望各位讀者也務必要一起嘗試。這樣有助於掌握自己目前的疼痛程度。而在透過實踐第二章所介紹的「戶田保健法」，並感覺自己的疼痛獲得改善之後，也建議可以再次實施此處所介紹的評量方法，藉此確認自己膝蓋痛的程度。

膝關節炎病人疼痛指數（Lequesne' Index）

1 晚上就寢後疼痛的情形？

不會痛……（0分）
移動膝蓋會感到疼痛……（1分）
不移動膝蓋也會感到疼痛……（2分）

2 早上起床後疼痛的情形？

不會痛……（0分）
疼痛時間少於十五分鐘……（1分）
疼痛時間多於十五分鐘……（2分）

3 站立時間達三十分鐘以上時

不會痛……（0分）
會痛……（1分）

4 走路時疼痛的情形？

不會痛……（0分）
走一段時間後會感到疼痛……（1分）
一走路就會感到疼痛……（2分）

5 從椅子上起身時

無須以手支撐輔助……（0分）
須以手支撐輔助……（1分）

6 走路時間達數分鐘時會感到膝蓋痛？

0～4分鐘‥（6分）、5～9分鐘‥（5分）
10～14分鐘‥（4分）、15～19分鐘‥（3分）、
20～24分鐘‥（2分）、25～29分鐘‥（1分）、
走路時間達30分鐘以上也不會痛．（0分）

7 上樓梯時是否無須借助扶手？

容易……（0分）
困難……（1分）
不能……（2分）

8 下樓梯時是否無須借助扶手？

容易……（0分）
困難……（1分）
不能……（2分）

9 是否能夠彎曲膝蓋，做蹲下的動作？

容易……（0分）
困難……（1分）
不能……（2分）

10 是否能夠在崎嶇不平的地面行走？

容易……（0分）
困難……（1分）
不能……（2分）

●1～4分：輕度　●5～7分：中度　●8～10：重度　●高於11分：極重度

●膝關節炎病人疼痛指數（Lequesne'Index）

這是由法國醫師Lequesne所提出的評分表，將患者進行某些日常動作時的疼痛程度數字化（＊2）

國際上有許多研究者都偏好使用「WOMAC評分表」，但是該評分表當中卻存在有「洗澡時的疼痛」等存在有文化差異的動作。因此為求獲得更加實際的指數，我採用了這個由Lequesne醫師所提出，貼近於日本人生活型態的評分表（請參考右頁圖片）。

而視症狀輕重，該評分表又將一至四分列為「輕度」，將五至七分列為「中度」，將八至十分列為「重度」，將高於十一分列為「極重度」。不知道各位的膝蓋痛程度又落在哪裡呢？

●視覺類比量表（Visual Analogue Scale：VAS）

這是一種將實驗者本人當下所感受到的疼痛數字化的方法。除了膝蓋痛以外，也被廣泛運用於諸般領域，相信也有不少人曾經在整型外科以外的科別體驗過此量表呢。

視覺類比量表的測量方法

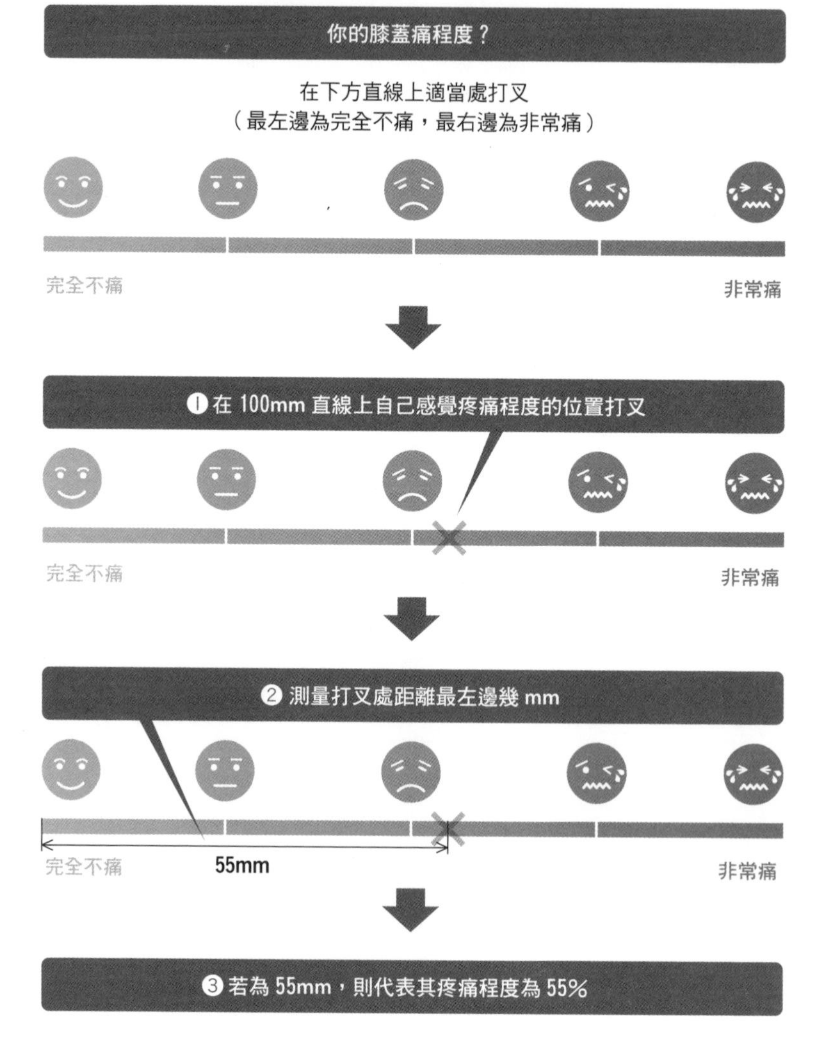

測量方法是繪製一條長一百毫米（十公分）的直線，並設最左邊為「膝蓋完全不痛的狀態」，最右邊為「膝蓋非常痛的狀態」，並在自己感覺膝蓋疼痛程度的位置打叉，之後再測量打叉處距離最左邊幾毫米遠，最後再轉換為百分比即可。假設打叉處距離最左邊五十五毫米遠，則疼痛指數即為55％。當我於診所治療患者，或是進行研究時，我會在治療前後要求患者接受視覺類比量表，若是打叉處在治療後往左移動五毫米，則可評量為「患者的疼痛指數獲得5％改善」（請參考右頁圖片）。

第1章的重點歸納

●當軟骨磨損，進而將破裂的半月板擠出時，就會對其中有神經通過的側副韌帶與關節囊造成壓迫，因此引發膝蓋痛。

●由於軟骨當中沒有神經存在，因此軟骨磨損本身並非造成疼痛的直接原因。

●當退化性膝關節炎患者的膝蓋承受體重時，或是進行彎曲、伸展等動作時，就會產生膝蓋痛症狀。因此若是靜止不動仍然會感到疼痛時，則有罹患其他疾病的疑慮。

●第一章所介紹的評分表與量表在使用上都相當簡單，因此讓我們試著將疼痛給數字化吧。

第 2 章

大公開！
幫助治好 97%膝蓋痛的
「戶田保健法」

有時健走反而會令膝蓋痛的症狀惡化

誠如第一章所述，幾乎所有中高年者的膝蓋痛症狀都是「退化性膝關節炎」所造成的。這種膝蓋痛會讓患者難以進行彎曲膝蓋、伸展膝蓋等簡單動作，因此對日常生活造成極大影響。

日本厚生勞動省的研究團隊曾以約一千名居住於和歌山縣，年紀高於六十五歲的實驗者進行最長歷時五年的追蹤調查，結果顯示相較於沒有罹患退化性膝關節炎的人，確診為罹患退化性膝關節炎的人在之後需要接受照護的風險約為前者的七・五倍（＊1）。

為了讓患者在之後的日常生活不至於感到任何限制，同時精力充沛地長命百歲，設法治好膝蓋痛一事可說是相當重要。

但是相信許多患者也都抱持著不想要接受手術治療，但是在長期前往醫院看診之後，症狀卻遲遲未獲得改善的煩惱。其證據就在於許多電視雜誌都頻繁地提及「膝蓋痛」的相關話題，並向大眾介紹各種能夠自行改善膝蓋痛的方法。畢竟若是能夠自行治好膝蓋痛，無須仰賴醫療機構，那自然是再好也不過了。

而哪種方法才能夠最為有效地治好膝蓋痛呢？

每當提到「為了健康而長壽，自己可以做的事情」，許多人都會聯想到健走。而由京都府立醫科大學的木村美坂教授等人所實施的調查亦顯示，「散步」是高齡者最常做的運動，男性與女性分別佔45．8％與37．7％（＊2）。而對於年輕時比較沒有運動習慣的日本高齡者來說，每當提到運動，往往會第一時間聯想到「走路」，這已經是個常識了。

而走路等有氧運動（邊吸氣吐氣邊進行的運動）的確能夠提高心肺耐力，進而改善心血管等循環方面的疾病。但是也有不少患者在罹患高血壓與糖尿病等疾病後，內科醫師指導他們要多走路，結果弄到膝蓋積水，以致需要前來我的醫院看診。對於有膝蓋痛症狀的患者來說，健走並不一定會是種對症狀有益的運動，有時反而還會令膝蓋痛症狀惡化呢。

而根據美國的調查顯示，在退化性膝關節炎患者當中，每天堅持達成「每日一萬步」這個由政府制定的健康維持指標的人在男性當中僅有17％，女性當中則僅有13％（＊3）。聽完上述說明，相信各位也已經知道對於退化性膝關節炎的患者來說，健走是多麼困難的運動了吧。

健走導致膝蓋痛的理由

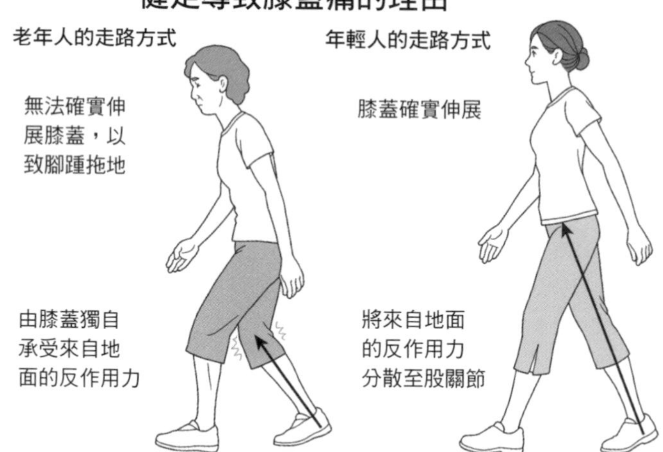

未能於行走時確實伸展膝蓋，這是健走令膝蓋痛惡化的原因所在。

隨著年齡漸長，脊椎骨將會逐漸彎曲，使得當事人的姿勢前傾。此時當事人會為了矯正這個姿勢，而下意識地讓骨盆往後傾倒。而為了矯正骨盆後傾的姿勢，當事人則又會下意識地在行走的時候彎曲膝蓋。

於行走時，單腳向前踏步，以後腳支撐全身體重時是膝蓋承受最多體重的瞬間。此時若是能確實伸展負責承受體重的後腳膝蓋，就能夠將來自地面的反作用力平均分散至股關節與骨盆。但若是未能確實伸展膝蓋時，膝蓋就必須獨自承受來自地面的反作用力（請參考上方圖片）。

下樓時亦然，當為了下樓而抬單腳，以後腳支撐全身體重時，將會對膝蓋造成極大負擔。相較於行走在平坦地面，下樓梯時還要多承受下落的力道，因此當原本就受傷的單側膝蓋須負擔全身體重時，疼痛程度也會更為強烈。

而在健走時為了避免對膝蓋造成負擔，則必須確實伸展膝蓋，並以正確的方式行走。

此時的重點在於建立足夠肌力。位於大腿前側的股四頭肌負責伸展膝蓋，只要能夠確實鍛鍊該肌肉，就可以在行走時自然而然地伸展膝蓋，藉此減輕對膝蓋造成的負擔。因此退化性膝關節炎的患者不應該抱持「健走有益健康」的認知，突然開始從事健走運動，而是要先透過後面篇幅所介紹的運動療法建立足夠肌力之後，再開始從事健走運動。

六種讓膝蓋痛不藥而癒的肌力訓練

第39頁展示有諸般與膝蓋活動有關的肌肉，如必須在開始健走前加以鍛鍊的股四頭肌等。

誠如第一章所述，軟骨磨損以致膝蓋結構毀損是造成膝蓋痛的原理。而令人遺憾地，中高年者磨損的軟骨已經無法盡復舊觀。此時患者只能夠竭力避免對結構已然毀損的膝蓋造成負擔，如此一來才得以改善膝蓋痛。為了達成上述目標，重點則在於鍛鍊諸般負責支撐膝蓋的肌肉，譬如負責伸展膝蓋的股四頭肌、負責彎曲膝蓋的膝屈肌群等。也就是說，自行從事運動療法能夠幫助打造成功治癒膝蓋痛的基礎。

退化性膝關節炎患者往往都有肥胖、年齡漸長而導致肌力下滑、不愛活動身體等傾向。在這個時候如果再加上膝蓋痛，就會讓這些患者更加討厭活動身體了。毫無疑問地，長期不活動身體一定會令肌力持續下滑。當負責支撐膝蓋的肌肉萎縮，膝蓋也因此必須要承受更大的負擔，以致患者陷入膝蓋疼痛越趨強烈的惡性循環當中。除此之外，肌力下滑也會令膝蓋的活動範圍變小（活動範圍限制），以致肌肉逐漸萎縮。

而運動療法最大的目的則是鍛鍊負責支撐膝蓋的肌肉，藉此加大膝蓋的活動範圍。如此一來就可以讓日常動作對膝蓋造成的負擔大幅減輕，除了能夠藉此抑制症狀惡化，更能夠幫助改善疼痛。雖說效果無法像是藥物治療一樣快速，但是以長遠

與膝蓋活動有關的主要肌肉

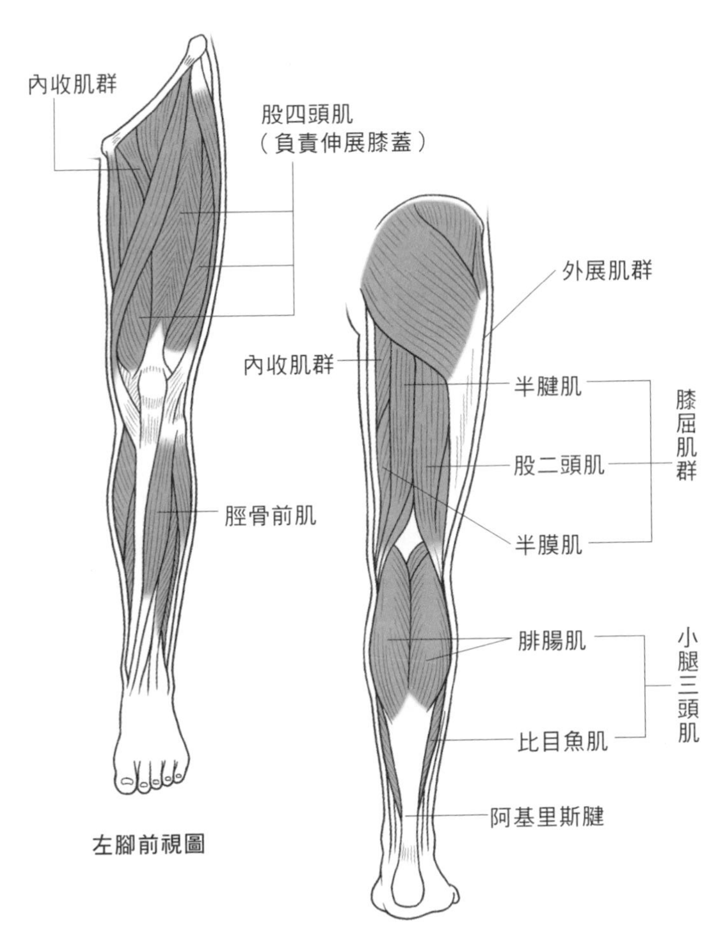

目光來看，卻是最為確實的方法。

以下就讓我來公開由我所提倡的「戶田保健法」之全貌吧。這是一套患者可以獨自進行的保健法，能夠幫助減輕對膝蓋造成的負擔，藉此舒緩膝蓋痛。

在構思戶田保健法時，我重視的部分是如何讓中高年者容易從事，且能夠持之以恆。而以下所介紹的六種肌力訓練則是這套保健法的基礎。這個世界上有著許多對膝蓋痛有效的運動，而我則在當中嚴選了中高年者容易從事，且較為簡單易學的幾種運動教授給各位。不僅如此，這些運動更全都具有優異效果，能夠有效鍛鍊負責支撐膝蓋的肌肉。

那麼首先就讓我來向各位說明這六種肌力訓練共同的重點吧。

❶量力而為，先進行自己能力範圍所及的次數

每種肌力訓練的基礎在於重複進行該動作二十次。或許也有人無法一開始就重複進行這些動作達二十次。因此希望各位量力而為，先進行自己能力範圍所及的次數，再慢慢增加次數。

❷重點在於緩慢地活動肌肉

快速活動肌肉時，其反作用力將會對關節造成負擔，因此反而有讓症狀惡化的危險。有鑑於此，不管進行哪種肌力訓練，都務必要緩慢地活動肌肉。

❸在活動肌肉時，將意識放在所鍛鍊的肌肉上

漫不經心地活動肌肉時，所能獲得的鍛鍊效果也將差強人意。因此在進行各種肌力訓練時，也要將意識放在所鍛鍊的肌肉上。當動作的強度與次數足以讓該肌肉稍微出現沉重感時，則能夠獲得優異的鍛鍊效果。

❹肌力訓練以每兩天一次為宜

運動時損傷的肌肉纖維需要花費四十八小時來修復。當肌肉纖維尚未修復時，若是再從事運動則會讓肌肉損傷程度加劇，無法讓肌肉變強壯。因此肌力訓練以每兩天一次為宜。

❺就寢前進行肌力訓練較為有效

運動後與睡眠時人體會大量分泌幫助肌肉成長的生長激素，因此在睡前進行肌力訓練較為有效。其中又以晚間十點至凌晨兩點生長激素的分泌最為旺盛，因此在此之前進行肌力訓練再就寢，就可以獲得更加優異的鍛鍊效果。

❻以A與B、C與D、E與F的分組來鍛鍊各處肌肉

均勻地鍛鍊相互拮抗的兩處肌肉相當重要。於第46頁以後所介紹之A至E的肌力訓練當中，A的動作可以鍛鍊負責伸展膝蓋的肌肉，B的動作可以鍛鍊負責彎曲膝蓋的肌肉，兩者相互拮抗。C的動作可以鍛鍊負責放下腳踝的肌肉，D的動作可以鍛鍊負責抬起腳踝的肌肉。E的動作可鍛鍊大腿內側的肌肉，F的動作可以鍛鍊大腿外側的肌肉。希望各位務必遵照上述分組來鍛鍊各處肌肉。

❼量力而為，先進行自己能力範圍所及的次數

B與D的肌力訓練需要使用荷重物。各位除了可以在運動用品店等處購買到荷重物之外，也可以使用毛巾包裹裝有沙子等物的袋子，將之綁在腳上做為代替。重量

進行肌力訓練的重點

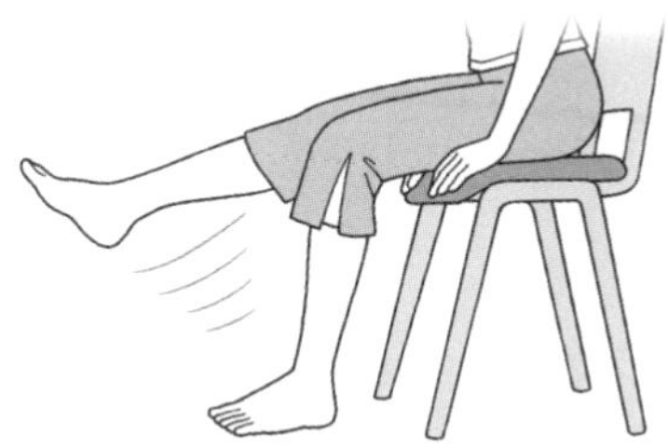

❷緩慢地活動肌肉

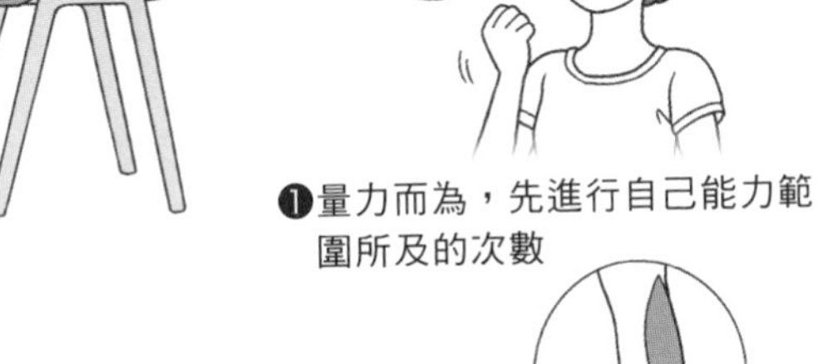

❶量力而為，先進行自己能力範圍所及的次數

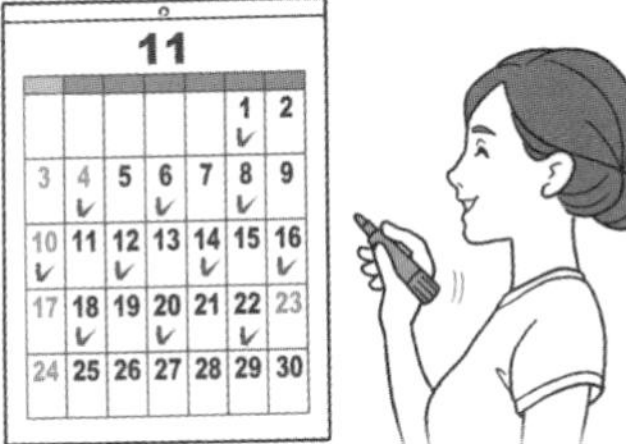

❹每兩天一次

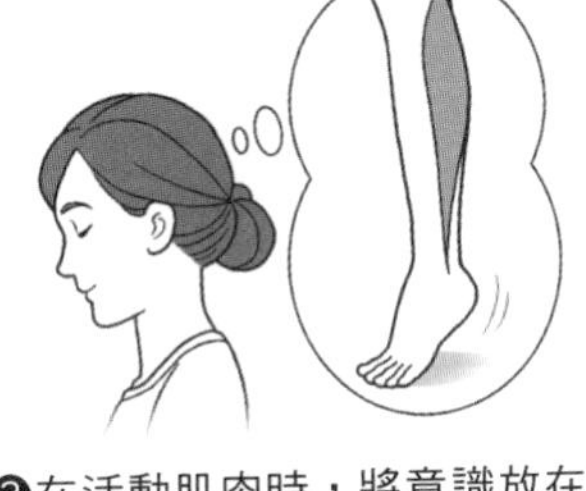

❸在活動肌肉時，將意識放在所鍛鍊的肌肉上

❺就寢前進行肌力訓練較為有效

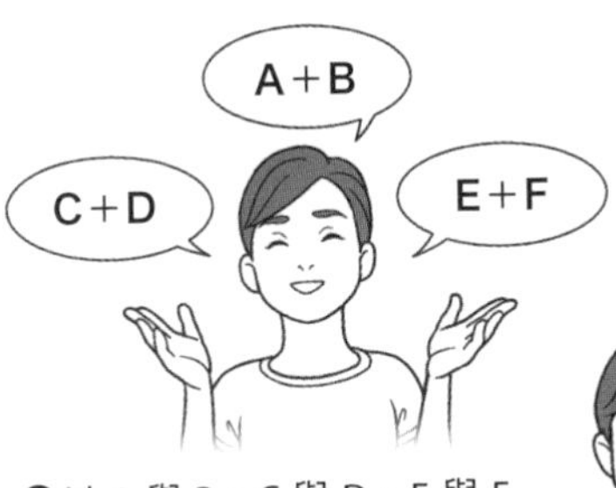

❻以 A 與 B、C 與 D、E 與 F 的分組來鍛鍊各處肌肉

❼適當地使用加重物

放有沙子
等物的袋子

則以不至於令膝蓋痛惡化，且不會感到勉強的程度為宜。

那麼下面就讓我來向各位介紹具體的練習方法吧。

六種肌力訓練的練習方法

A. 鍛鍊位於大腿前側的「股四頭肌」

❶將椅子擺放於地面不滑的安定位置，扎實地坐在椅子上。
❷將意識放在大腿前側，緩慢地將腿抬高至膝蓋打直。
❸保持此動作十秒後，再緩慢地將腿放下。
❹盡可能左右交替進行②～③的動作各二十次。
❺保持②的狀態，並將意識放在大腿內側，同時將膝蓋內側轉向天花板。
❻保持此動作十秒後，再緩慢地將腿放下。
❼盡可能左右交替進行⑤～⑥的動作各二十次。
※也可以只以有膝蓋痛症狀的那隻腳來進行此動作

A. 鍛鍊位於大腿前側的「股四頭肌」

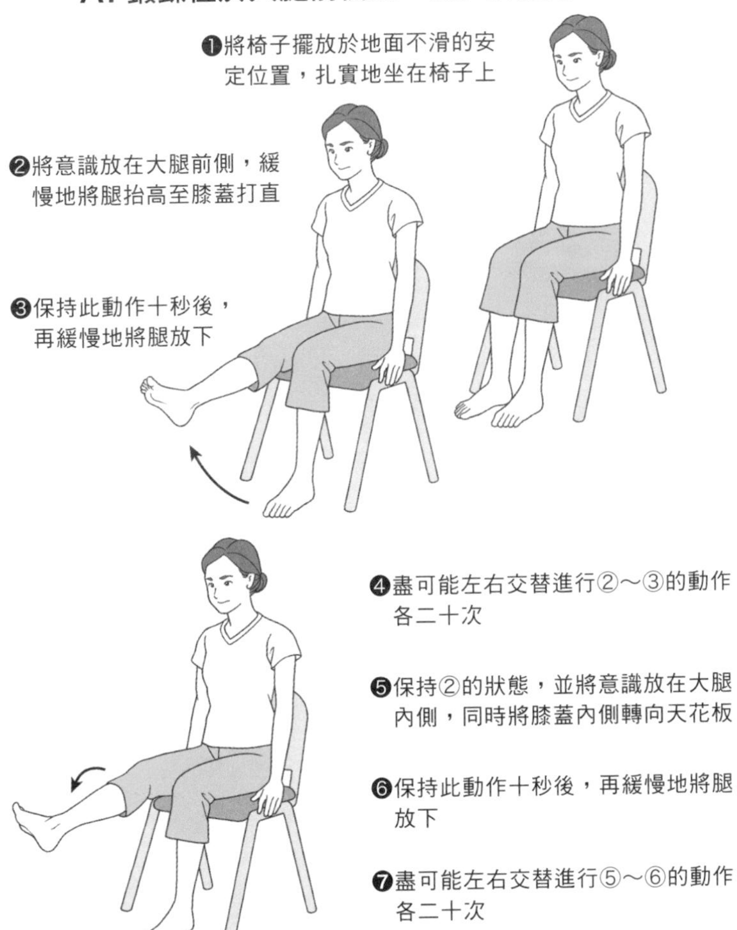

※也可以只以有膝蓋痛症狀的那隻腳來進行此動作

重點小建議

若是發現難以將腿抬高至膝蓋打直，則可以先將腿放在比高度稍低於所坐椅子的台子上，再將腿稍微抬高，同樣可以獲得鍛鍊效果。即便並未將腿抬高至足夠高度，將腿抬高的動作仍然能夠鍛鍊肌力。

B.鍛鍊位於大腿後側的「膝屈肌群」

❶將重約〇．五至一公斤的重物綁在腳踝上。
❷面牆站立，雙手扶於牆上以支撐身體。
❸將意識放在大腿後側，緩慢地將膝蓋向後彎曲。
❹保持此姿勢十秒後，再緩慢地將腿放下。
❺盡可能重複進行③～④的動作二十次。
❻將重物改綁於另一側的腳踝上，並盡可能進行相同動作二十次。
※也可以只以有膝蓋痛症狀的那隻腳來進行此動作

B. 鍛鍊位於大腿後側的「膝屈肌群」

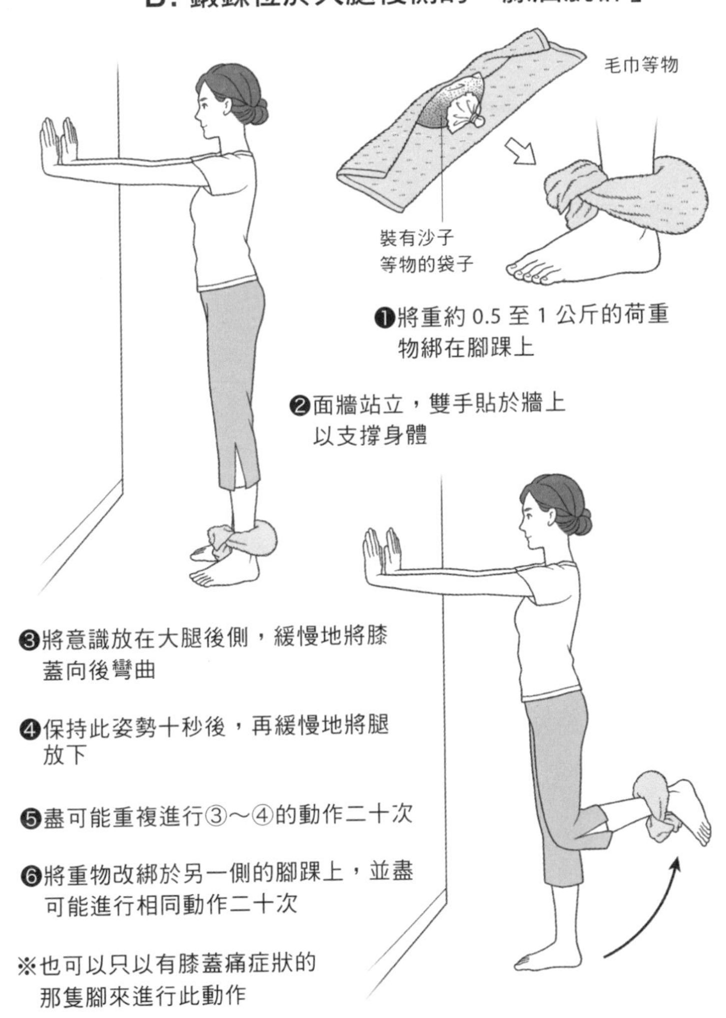

❶將重約0.5至1公斤的荷重物綁在腳踝上

❷面牆站立，雙手貼於牆上以支撐身體

❸將意識放在大腿後側，緩慢地將膝蓋向後彎曲

❹保持此姿勢十秒後，再緩慢地將腿放下

❺盡可能重複進行③～④的動作二十次

❻將重物改綁於另一側的腳踝上，並盡可能進行相同動作二十次

※也可以只以有膝蓋痛症狀的那隻腳來進行此動作

重點小建議

因為平時較少用到大腿後側的肌肉，所以血液循環較差，若一開始就直接做B動作，有的人可能會腳抽筋。此時建議先不要在腳踝綁上荷重物，先適應不綁荷重物的運動強度，並養成足夠肌力之後，再挑戰於腳踝綁上荷重物。

C. 鍛鍊負責放下腳踝的「小腿三頭肌」

❶站在桌子等物的前方，雙手貼於桌面以支撐身體。
❷將意識放在小腿肚上，踮腳尖緩慢地將腳踵抬起。
❸保持此姿勢十秒後，緩慢地將腳踵放下至尚未觸碰到地面的程度。
❹盡可能重複進行②～③的動作二十次。

D. 鍛鍊負責抬起腳踝的「脛骨前肌」

❶將重約〇．五至一公斤的荷重物綁在雙腳腳背上。
❷將意識放在腳脛前側，同時在腳踵著地的狀態下緩慢地將雙腳腳踝向上彎曲。
❸保持此姿勢十秒後，緩慢地將兩腳腳踝放下。
❹盡可能重複進行②～③的動作二十次。

C. 鍛鍊負責放下腳踝的「小腿三頭肌」

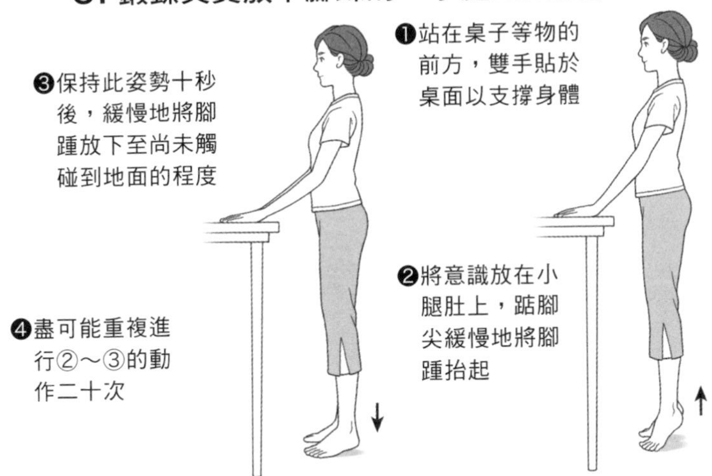

D. 鍛鍊負責抬起腳踝的「脛骨前肌」

❶將重約 0.5 至 1 公斤的荷重物綁在雙腳腳背上

❷將意識放在腳脛前側，同時在腳踵著地的狀態下緩慢地將雙腳腳踝向上彎曲

❸保持此姿勢十秒後，緩慢地將兩腳腳踝放下

❹盡可能重複進行②～③的動作二十次

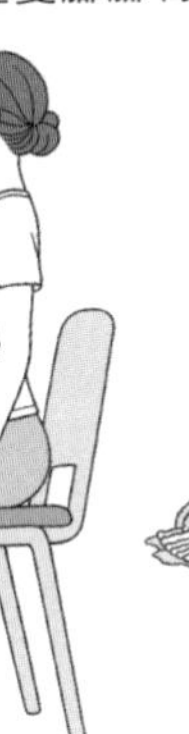

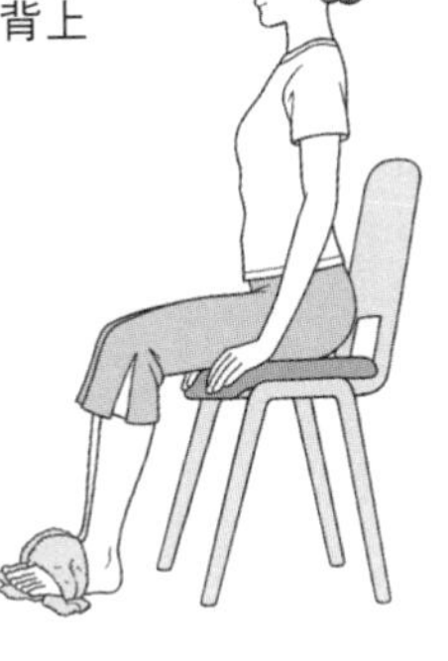

E．鍛鍊位於大腿內側的「內收肌群」

❶準備一顆用手按壓會凹陷，直徑約為二十至三十公分的柔軟小球。
❷仰躺伸直雙腳，雙膝夾住小球。
❸將意識放在大腿內側，雙腳用力夾緊小球。
❹保持此姿勢十秒，之後放鬆雙腳。
❺盡可能重複進行③～④的動作二十次。
※難以伸展膝蓋的人也可以在立膝狀態進行此動作

F．鍛鍊位於大腿外側的「外展肌群」

❶仰躺緊閉雙腳，寬鬆地在膝蓋周圍纏繞市售的運動用彈力帶，或是三～四層內褲的鬆緊帶。
❷將意識放在大腿外側，做開腿動作。
❸保持此姿勢十秒，之後放鬆雙腳。
❹盡可能重複進行②～③的動作二十次。

E. 鍛鍊位於大腿內側的「內收肌群」

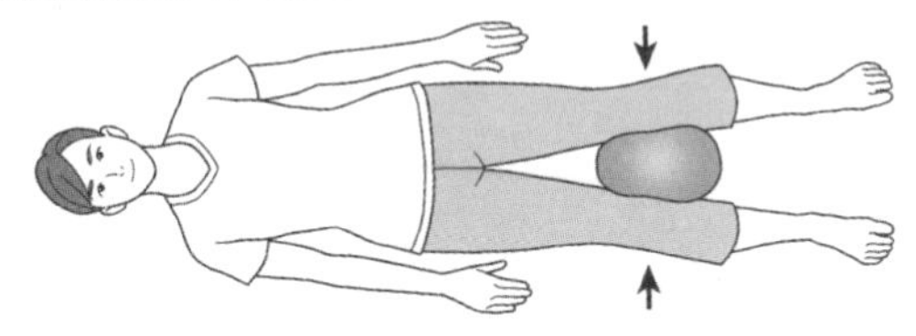

❶準備一顆用手按壓會凹陷，直徑約為二十至三十公分的柔軟小球

❷仰躺伸直雙腳，雙膝夾住小球

❸將意識放在大腿內側，雙腳用力夾緊小球

❹保持此姿勢十秒，之後放鬆雙腳

❺盡可能重複進行③～④的動作二十次

※難以伸展膝蓋的人也可以在立膝狀態進行此動作

F. 鍛鍊位於大腿外側的「外展肌群」

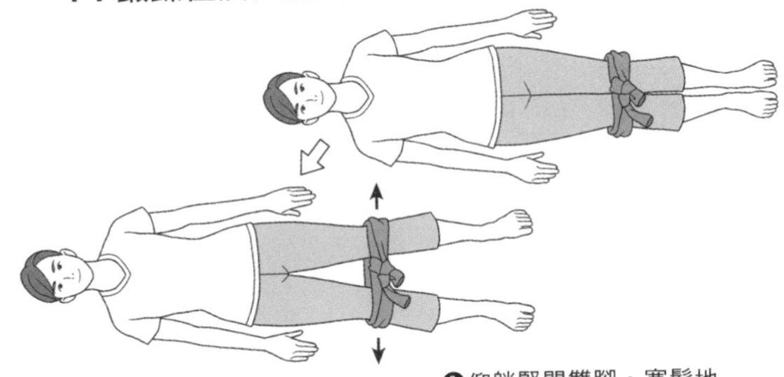

❶仰躺緊閉雙腳，寬鬆地在膝蓋周圍纏繞市售的運動用彈力帶，或是三四層內褲的鬆緊帶

❷將意識放在大腿外側，做開腿動作

❸保持此姿勢十秒，之後放鬆雙腳

❹盡可能重複進行②～③的動作二十次

COLUMN

持之以恆地進行肌力訓練最為重要

戶田風濕科診所　物理治療師　月村規子

本診所以六十五歲以上的人為對象，透過介護保險讓他們定期來院做復健，藉此進行幫助身體功能恢復的訓練。本章所介紹的六種肌力訓練乃是其中代表性的動作，本診所會根據患者的疼痛部位、肌力下滑特別嚴重的部位，指導該名患者所需的動作。

而在每年指導膝蓋痛患者正確運動的過程當中，我感覺到持之以恆地進行實踐肌力訓練一事可說是相當重要。因此我們物理治療師的職責就是設法提升患者進行肌力訓練的動力。

在來院做復健的過程當中，我讓患者四人一組，有同甘共苦的夥伴也可以幫助提升患者的動力。除此之外，患者也可以互相誇獎、鼓勵對方。

而透過測量肌力，藉此讓患者實際感受到肌力訓練確實幫助提升肌力，這也是幫助提高患者動力的方法之一。

而若是能夠幫助改善日常生活的品質，譬如讓膝蓋痛減輕、上下樓梯變得輕鬆愉快、泡澡時可以自行跨過浴缸等，就可以讓患者的動力加倍提升。

希望各位讀者也可以將持之以恆一事做為目標，試著實踐本書所介紹的六種肌力訓練。剛開始要一次就進行這六種肌力訓練並不容易，因此可以先從A與B、C與D、E與F等組別當中選擇其中一組動作來進行，並每隔一週增加一組，藉此逐漸提升強度。

而大腿肌肉衰弱的情形往往會比其他肌肉來得嚴重，因此若是要選擇其中一組進行時，建議可以選擇先進行A與B的動作。而若是臀部側面出現凹陷情形的人，或是在走路時身體會左右搖晃的人，則建議先進行E與F的動作。

而C與D的動作則可以給予關節刺激，藉此幫助患者再次掌握已然衰退的「位置覺（position sense）」。所謂位置覺，是一種幫助察覺自身關節位置與動作的感覺。之所以高齡者較容易絆到腳，就是因為位置覺也隨著年紀漸長而衰退了。但是高齡者除了要透過運動來刺激自身的位置覺，於行走時留意前方地面是否有落差以及障礙物的做法也相當重要。

而若是疼痛症狀較為嚴重，難以從事運動的人，也可以在有疼痛症狀時戴上護具來進行肌力訓練。

月村規子

生於一九七七年，為大阪人。於二〇〇三年畢業於關西醫療學園專門學校，於二〇〇四年進入大和醫院任職一年時間之後，於二〇〇五年進入戶田風濕科診所擔任物理治療師。

除了肌力訓練以外，建議的運動療法之一「水中健走」

一次進行多達六種的肌力訓練著實累人，讓人在家時總是難以提起幹勁。建議有上述傾向的人可以嘗試前往泳池進行水中健走。

站在水深及腰的泳池當中時，水的浮力能夠讓體重減輕約一半。而若是站在水深及胸，乃至是水深及頸的泳池當中時，體重則會分別減輕70％與90％之多（＊5）。而相較於平地，水中健走對膝蓋的負擔也會大幅減少。

另一方面，當我們待在水中時，水壓還會對全身形成負荷，進而幫助鍛鍊全身肌肉。不僅如此，在水中運動更具有降低體脂率、減輕體重，進而削弱膝蓋負擔，讓疼痛症狀獲得舒緩的效果。如此一來患者在日常生活當中可以進行的動作範圍也會變得更廣。

水中健走除了能夠幫助維持全身健康，更可說是一種對退化性膝關節炎患者相當有效的運動療法。希望各位以每兩天一次的頻率，每次二十分鐘的標準來進行這項運動療法。

而由於冷水游泳池會令身體發冷，因此應盡可能選擇水溫高於三十度的溫水游泳池。有體寒症狀的人更須多加注意。此外建議容易腳抽筋，或是罹患有心臟疾病的人先接受主治醫師的諮詢。

A. 在水中往前走，藉此鍛鍊「股四頭肌」

❶往前跨一大步。

❷打直後腳膝蓋，接下來腳趾用力往前踢出。

❸將②往前踢出的腳往前跨一大步，以腳底板著地並負擔體重時，盡可能將膝蓋打直。

B. 在水中橫向行走，藉此鍛鍊「內收肌」與「外展肌」

❶打直膝蓋，橫向跨一大步。

C. 在水中往後走，藉此鍛鍊「小腿三頭肌」

❶往後退一大步，腳尖先著地。

❷於打直膝蓋的狀態下讓腳踵落地。

水中健走的方法

A. 在水中往前走，藉此鍛鍊「股四頭肌」

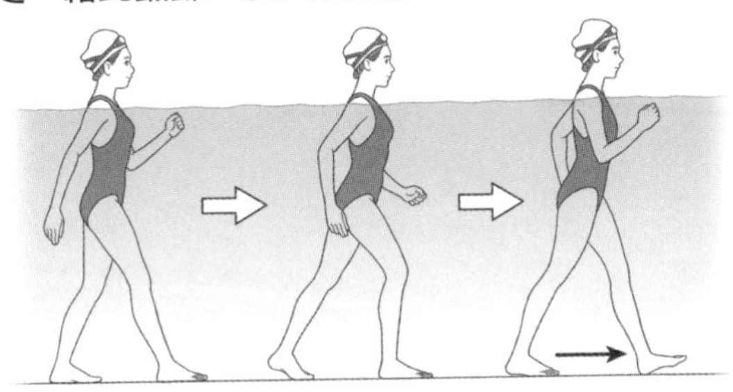

❶往前跨一大步

❷打直後腳膝蓋，接下來腳趾用力往前踢出

❸將②往前踢出的腳往前跨一大步，以腳底板著地並負擔體重時，盡可能將膝蓋打直

B. 在水中橫向行走，藉此鍛鍊「內收肌」與「外展肌」

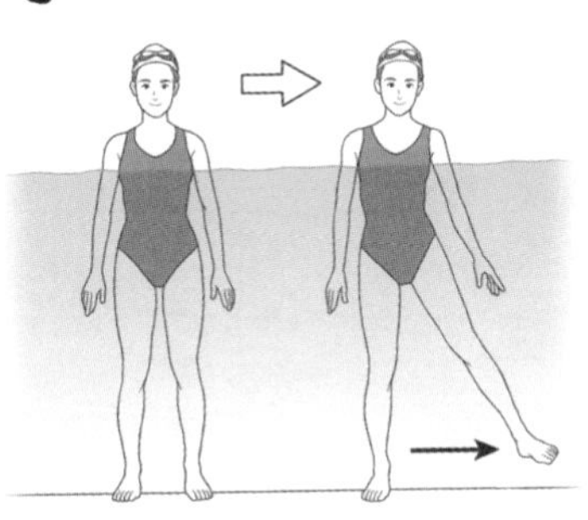

❶打直膝蓋，橫向跨一大步

C. 在水中往後走，藉此鍛鍊「小腿三頭肌」

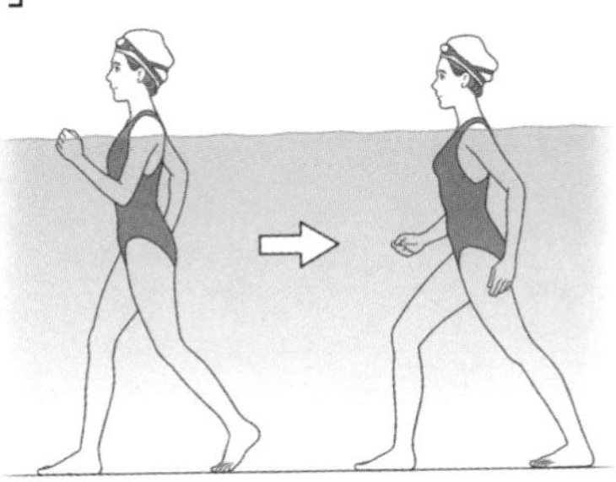

❶往後退一大步，腳尖先著地

❷於打直膝蓋的狀態下讓腳踵落地

除了肌力訓練以外，建議的運動療法之二「踩飛輪」

不喜歡去游泳池的人，也可以在室內踩飛輪，藉此取代去戶外騎腳踏車。腳踏車運動的好處在於運動時膝蓋無須負擔體重。而性能優異的飛輪還能夠配合使用者的脈搏來調整踏板阻力，因此能夠恰到好處地幫助鍛鍊使用者的肌力。

在日本，飛輪的售價約落在五萬至十萬日圓。而最近有越來越多整型外科醫院附設有復健中心，我的診所也是如此。患者可以多加利用設置於其中的飛輪，無須自行添購。

之所以會這麼說，除了考量到價格面以外，也是因為相較於獨自一人運動，在復健中心與其他患者一起運動著實快樂不少，具有持續率較高的優點。根據丹麥Skou醫師等人的研究指出，在以三十六位退化性膝關節炎患者為對象，集團性地進行為期三個月的運動療法指導與訓練之後，發現其中有三十四人（94％）都達成了預期的治療效果（＊6）。

而飛輪運動的注意事項則是別將椅墊位置調到太後面（＊7），建議將椅墊位置調整到當踏板轉動至最上方時，大腿與小腿的角度可以呈現九十度。希望各位以每兩天一次的頻率，每次二十分鐘的標準來進行這項運動療法。

首次公開──幫助持之以恆地進行運動療法的劃時代方法！

前面所介紹的肌力訓練、水中健走、飛輪等運動療法都能夠鍛鍊負責支撐膝蓋的肌肉，幫助減輕膝蓋的負擔，進而有效地舒緩退化性膝關節炎所造成的疼痛（＊8）。

但是不同於藥物療法，運動療法的效果並不會在開始數天之後就馬上出現，特別是中高年者想要建立肌力需要更長時間的練習，而且若是急功躁進而練習過量的話，更有導致肌肉受傷的風險（＊5）。因此腳踏實地、持之以恆地練習才是最為重要的。

雖說如此，運動療法過於單調，且無法馬上感受到效果，因此著實難以維持患者的幹勁（動機）。若非意志頗為強韌的人，要持之以恆地進行運動療法達一年、兩年實屬不易（＊9）。此時則可以讓患者透過簡單的方法測量自身肌力，藉此實際感受運動療法所提升的肌力，進而提升從事運動療法的幹勁。

隸屬 Alcare 股份有限公司醫療工學研究所的繩田厚醫師等人就構思出一款將枕頭形狀偵測器按壓於患者膝蓋內側，藉此測量其肌力的肌力儀。有報告（＊10）指出，這款肌力儀能夠有效測量出與膝蓋活動有關的肌力強弱。但是在使用這款肌力儀時，卻必須先以束帶將之確實固定於腳關節與股關節上。而束帶的鬆緊度、放置肌力儀的地面硬度也會令測量數值出現變化。因此患者無法自行於家中使用這款肌力儀。即便是考量到價格面，這款肌力儀也屬於醫療儀器，因此在市面上的售價頗為昂貴。

於是我就在想，是否有一套方法能夠讓患者輕而易舉地自行在家中測量肌力呢？而最後我想到了一套使用家家必備的體重計，以及捲筒衛生紙進行的測量方法（請參考左圖）。

做法是先在捲筒衛生紙的捲筒當中插入噴霧罐等質地堅硬的柱狀物，並橫放於體重計上。接下來將膝蓋內側靠在捲筒衛生紙上，雙手放置於臀部後方。

首先測量腳放輕鬆時的重量。接下來以膝蓋內側用力將捲筒衛生紙往下壓，記錄五秒內的最大值。最後以用力下壓時的數值減去放鬆時的數值後，即為由家用體重計所測量出的肌力值。

於自家測量膝蓋肌力的方法

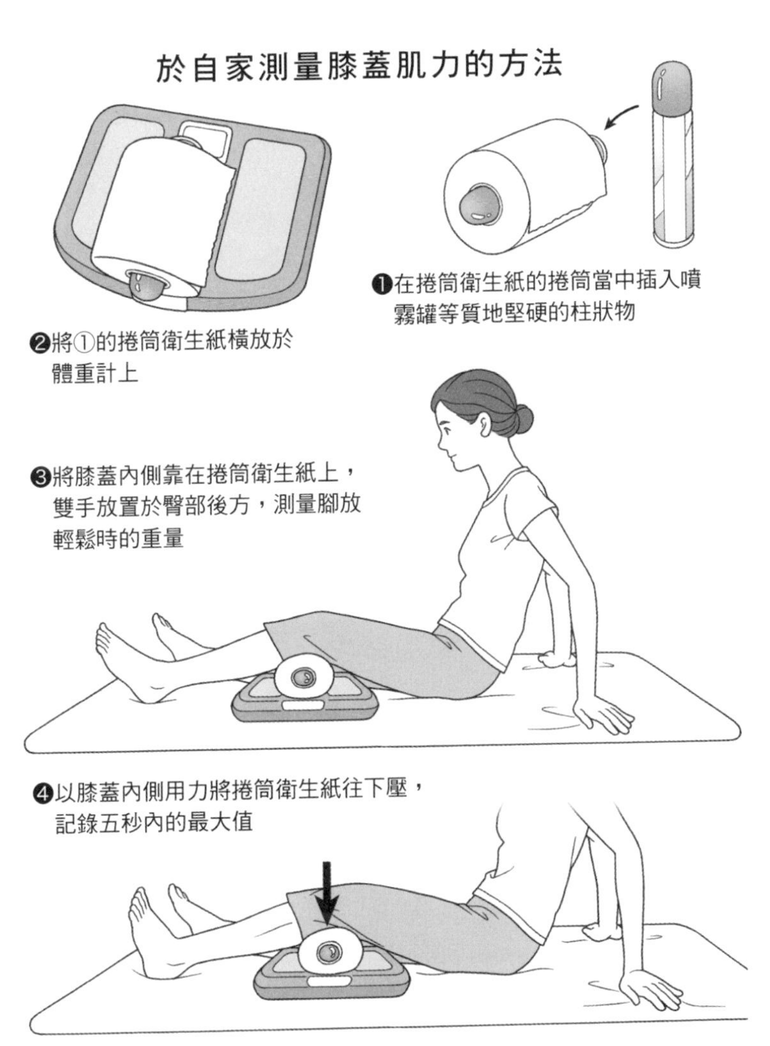

❺④的數值減去③的數值即為肌力值

能夠以家用體重計測量之肌力

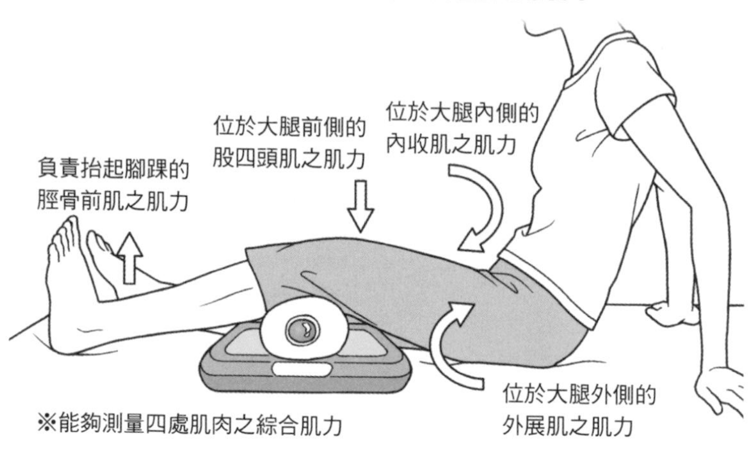

例如腳在放鬆時的重量為三・五公斤，用力下壓時的重量為十四公斤，則十四減三・五，肌力值即為十・五公斤。

而在各處能透過第46頁之後所介紹之六種肌力訓練加以鍛鍊的肌肉當中，這套家用體重計肌力測量法則能夠幫助測量「股四頭肌」、「脛骨前肌」、「內收肌」、「外展肌」等四處肌肉的綜合肌力（請參考上圖）。上述肌力是幫助打直腿部所須的肌力。但是令人遺憾地，負責伸展膝蓋的大腿四頭肌與負責彎曲膝蓋的膝屈肌群相互拮抗；負責抬起腳踝的脛骨前肌則與負責放下腳踝的小腿三頭肌相互拮抗，因此無法同時測量這些肌肉的肌力。雖說如此，只要能夠測量上述四處肌肉的肌力，也就足以充分掌握運動療法究竟起到多少效果了。

所有人都可以透過這套方法，輕鬆愉快地於自家測量肌力，若是在定期測量的過程當中，發現肌力值持續成長，相信當事人就能夠實際感受到運動療法的效果，幹勁也跟著增加，進而幫助當事人持之以恆地運動。

透過三個實驗來驗證使用體重計測量肌力的方法是否有效

而為了要確認這套以家用體重計來進行的肌力測試法是否能夠幫助治療退化性膝關節炎患者的疼痛症狀，我請到了多位女性中高年者（＊11）來協助我進行三個實驗。

【實驗一】退化性膝關節炎患者與正常人之間的肌力值是否有落差？

我請到五十三位女性退化性關節炎患者（平均年齡為六十五歲），與五十三位年齡相仿，但是並沒有膝蓋痛症狀的女性（平均年齡為六十二歲），總共一百零六位實驗者來接受家用體重計肌力測試，藉此比較她們負責伸展腿部的肌力。

根據結果顯示，退化性關節炎患者的肌力值平均為八．九公斤，而沒有膝蓋痛症狀者的肌力值平均則為十．二公斤。以統計學的角度看來，透過家用體重計肌力測試可以確實發現，退化性關節炎患者負責伸展腿部的肌力明顯較弱。

【實驗二】以醫療用肌力儀與家用體重計測量出的肌力值是否呈正比？

而由繩田醫師等人所構思出，報告指出能夠有效測量出肌力值的醫療用肌力儀，與由我本人所構思出的家用體重計肌力測量法，兩者所測出的肌力值是否呈正比呢？為了解開上述疑惑，我讓五十三位女性退化性關節炎患者分別以這兩種方法測量了兩次肌力。

根據結果顯示，以家用體重計肌力測量法測出較高肌力值的人，以醫療用肌力儀所測出的肌力值同樣較高，兩者呈正比。由此可見，家用體重計同樣能夠測量出伸展腿部所須的肌力。

【實驗三】肌力訓練是否能夠幫助提升肌力值？

為了掌握家用體重計肌力測驗是否能夠確認肌力訓練的效果，於是我在五十三位女性退化性關節炎患者當中挑選出二十六位患者，指導她們進行肌力訓練，另外二十七位患者則未獲得肌力訓練方面的指導，藉此調查雙方在四週後肌力的成長率。而在實驗過程當中，所有實驗者每週都會接受一次玻尿酸關節注射治療。

而我分別於治療前與四週後讓患者以家用體重計測量肌力，並比較兩者的肌力值，結果顯示二十六位進行肌力訓練的患者肌力平均成長了27．8％；另一方面，二十七位並未接受肌力訓練方面指導的患者肌力成長率平均則為6．3％。以統計學的角度看來，兩者之間的差距顯而易見。透過家用體重計肌力測量法可以明確發現，肌力訓練讓肌力獲得了提升。

既然在自家就可以輕而易舉地測量肌力，同時只要花費四週期間就可以實際感受到肌力的成長，相信患者一定會大受鼓舞，進而能夠持之以恆地進行運動療法。

進行肌力訓練時，應該將提升肌力的目標設定在哪裡？

各位已經知道能夠以家用體重計測量肌力，而究竟又該將提升肌力的目標設定在哪裡呢？

我請到了一百零三位年齡在五十歲以上的退化性膝關節炎患者，以及九十九位年齡相仿，但是沒有膝蓋痛症狀的人，並對他們實施家用體重計肌力測量法（＊12）。

讓我們來看看諸位實驗者的平均肌力吧。年齡落在六字頭，且並未有膝蓋痛症狀的男性（十三位）的平均肌力值為十四・一公斤；相較之下，退化性膝關節炎患者（十七位）的平均肌力值則為九・八公斤。與此相同，年齡落在六字頭，且並未有膝蓋痛症狀的女性（二十一位）的平均肌力值為十一・一公斤；相較之下，退化性膝關節炎患者（二十二位）的平均肌力值則為九・九公斤。

就像是這樣子，以統計學的角度看來，可以明確發現相較於沒有膝蓋痛症狀的人，退化性膝關節炎患者負責伸展腿部的肌力較弱。而退化性膝關節炎患者在進行肌力訓練時，則應該以正常人的平均值做為目標。

左頁展示有各年齡層的肌力值測量表，各位可以將之做為參考。

各年齡層的膝蓋肌力值

❶退化性膝關節炎患者

退化性膝關節炎		測量人數	平均值(kg)	正常下限(kg)	正常上限(kg)
男性	50～59歲	20人	12.0	10.4	13.6
	60～69歲	17人	9.8	8.5	11.1
	70歲以上	6人	9.1	6.6	11.6
女性	50～59歲	12人	10.4	8.7	12.0
	60～69歲	22人	9.9	8.6	10.9
	70歲以上	26人	7.7	6.9	8.5

❷年齡相仿，但沒有膝蓋痛症狀者

退化性膝關節炎		測量人數	平均值(kg)	正常下限(kg)	正常上限(kg)
男性	50～59歲	16人	15.6	13.5	17.8
	60～69歲	13人	14.1	13.0	15.2
	70歲以上	11人	10.4	8.3	12.4
女性	50～59歲	14人	12.2	11.4	13.0
	60～69歲	21人	11.1	10.3	12.1
	70歲以上	24人	7.8	6.9	8.7

進行肌力訓練時，女性退化性膝關節炎患者應以無膝蓋痛症狀者的全體平均值，也就是十公斤以上為目標；男性退化性膝關節炎患者則應以無膝蓋痛症狀者的全體平均值，也就是一三．五公斤以上為目標，如此便可有效舒緩膝蓋痛的症狀。

肌力越強，疼痛越少

相信在各位讀者當中，仍然有人對「提升肌力可以幫助舒緩膝蓋痛」的說法感到半信半疑的吧。因此為了確認肌力提升與膝蓋痛之間的關係，我曾經以四十四位退化性膝關節炎患者為對象，進行了以下調查。

首先我詢問這四十四位患者目前是否有運動習慣，若是有，進行該運動的頻率又是多少，又維持該運動習慣多久期間了等問題（＊13）。接下來我根據日本國民營養調查所提供的指標，將每週運動兩次以上，每次運動時間達三十分鐘以上，且已經維持該運動習慣達一年以上者分類為「有運動習慣」；將除此之外的人分類為「沒有運動習慣」（＊14）。

接下來我每週都為所有患者進行玻尿酸關節注射治療，並指導他們本書所介紹的六種肌力訓練，這套療程歷時四週。

我分別在治療前與四週後以家用體重計測量患者負責伸展腿部的肌力，並記錄患者肌力值增減的百分比。除此之外，也對患者進行視覺類比量表（詳情請參考第31頁），藉此比較治療前後的改善情形。

肌力與膝蓋痛的關聯性

對象：32 位沒有運動習慣者

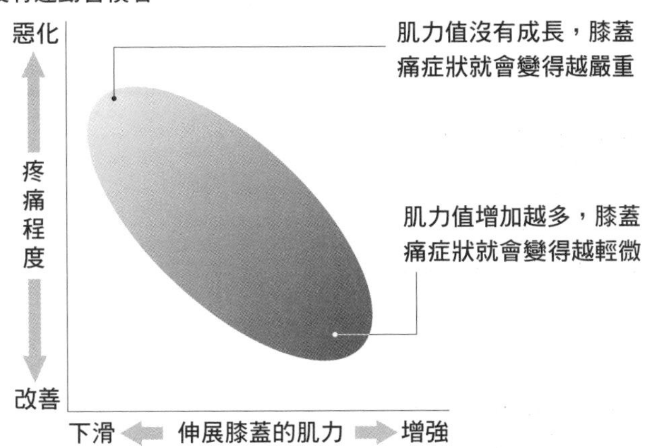

結果顯示，在三十二位沒有運動習慣的患者當中，肌力值增加越多，膝蓋痛症狀就獲得越大改善；反之肌力值增加越少，膝蓋痛症狀獲得改善的程度也就越小。而原本就有運動習慣的患者（十二位）之間則未出現如此巨大的差距（請參考上圖）。

除了我自己做的調查之外，德黑蘭大學 Dahaghin 教授的調查結果亦顯示，相較於職業婦女，家事當中含有大量蹲下、坐在地板上等動作，也是家庭主婦的主要工作，這導致她們在罹患退化性膝關節炎之後，病情惡化的比率壓倒性地高。透過上述事實，Dahaghin 教授得出了「罹患退化性膝關節炎最大的危險因子就是身為主婦，且平常沒有運動習慣」的結論（＊15）。

總結上述兩項調查的結果，我們可以說「針對平常沒有運動習慣的家庭主婦，進行肌力訓練能夠戲劇性地有效改善膝蓋痛症狀」。

除了家庭主婦以外，養成運動習慣對於所有中高年者來說當然也相當重要。根據加拿大 Barbar-Artigas 醫師以一千四百六十二位七十五歲以上女性為對象進行的調查結果顯示，相較於負責伸展腿部的肌力較強者，負責伸展腿部的肌力較弱者自行指出有生活困難感的比例相當之高（＊16）。

日本亦然。根據二〇一二年的國民生活基礎調查顯示，關節疾病是在介護保險制度當中讓患者需要生活支援的最大原因（19％），超出了腦血管疾病（15％）（＊17）。而退化性關節炎又是患者數最多的關節疾病。

因此我認為除了要設法減輕患者日常生活當中的膝蓋痛症狀之外，所有五十歲以上的人也都應該要盡可能維持運動習慣，藉此維持負責伸展腿部的肌力，進而避免自己需要接受他人照護。以上就是幫助膝蓋痛症狀不藥而癒之「戶田保健法」的基本原則。誠如我不斷指出，設法減輕膝蓋負擔就是幫助減輕膝蓋痛症狀的重點所在。為了要達成此目的，重點則在於鍛鍊負責支撐膝蓋的肌力。而在至今為止的篇幅中，我也已經向各位說明了鍛鍊肌力的有效方法。

接下來我則會向各位談談護膝與矯正鞋墊等幫助減輕膝蓋負擔的輔助性方法。這些穿戴品都具有輔助膝蓋功能，以及舒緩行走時膝蓋痛症狀的作用。雖說建立足夠肌力才是「戶田保健法」的基本原則，但是利用上述穿戴品做為輔助也並無不可。以下將介紹如何選購市售的護膝、矯正鞋墊，以及如何有效使用這些穿戴品的方法，希望各位可以做為參考。

穿戴護膝時能夠幫助將意識放在膝蓋上，進而減輕疼痛

護膝的穿戴位置是膝蓋痛患者的膝關節，能夠恰到好處地收緊膝關節以及其周遭肌群，藉此讓患者自然而然地將意識放在膝蓋上。當患者將意識放在膝蓋上時，就會特意保護膝蓋，避免進行會造成膝蓋痛的動作。這稱做「增進本體感覺（improved proprioception）」。

那麼為了減輕退化性關節炎所造成的疼痛，又該如何選購市售的護膝呢？選購時共有三個重點。

❶「纏繞式」護膝的效果優於「穿戴式」護膝

在每天的診療過程當中，我發現有許多患者基於「避免讓膝蓋受寒」的理由，穿上圓筒狀，模樣就像是把襪子腳尖處切除的穿戴式護膝。許多日本人都將這類護膝稱做「supporter」。

而在英文當中，也將為足球隊加油打氣的觀眾稱做「supporter」。這是一個由「support」衍生出的單字，原本的意義是「支持」與「輔助」。

也就是說，護膝的效果是負責輔助膝蓋功能，而不是幫助膝蓋保暖。順帶一提，歐美則將穿戴式的護膝稱做「Knee sleeve（膝蓋的袖子）」。

因此若是以輔助膝蓋功能做為目的時，就不應該選擇以保暖做為目的的「穿戴式護膝」，而是要選擇能夠恰到好處地收緊膝關節以及其周遭肌群的「纏繞式護膝」。由於其恰到好處的收緊感，也讓患者穿戴護膝的感受變得更加扎實（讓本體感覺變得敏銳）。因此以這層意思來說，纏繞式護膝改善膝蓋痛的效果也優於穿戴式護膝。除此之外，纏繞式護膝還有不易移位的優點呢。

不僅如此，纏繞式護膝更具有預防膝蓋再次蓄積關節液的效果。誠如第一章所述，當膝蓋積水後，關節囊就會因為膨脹而變得皺巴巴的，此時即便抽除其中的關

「穿戴式護膝」與「纏繞式護膝」的差別

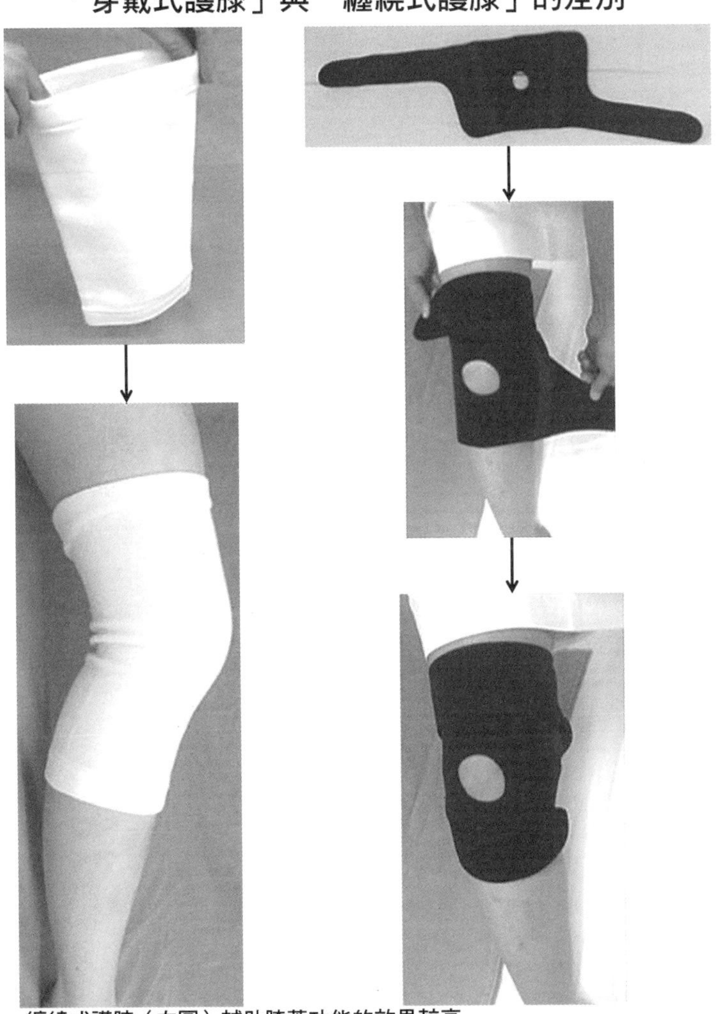

纏繞式護膝（右圖）輔助膝蓋功能的效果較高

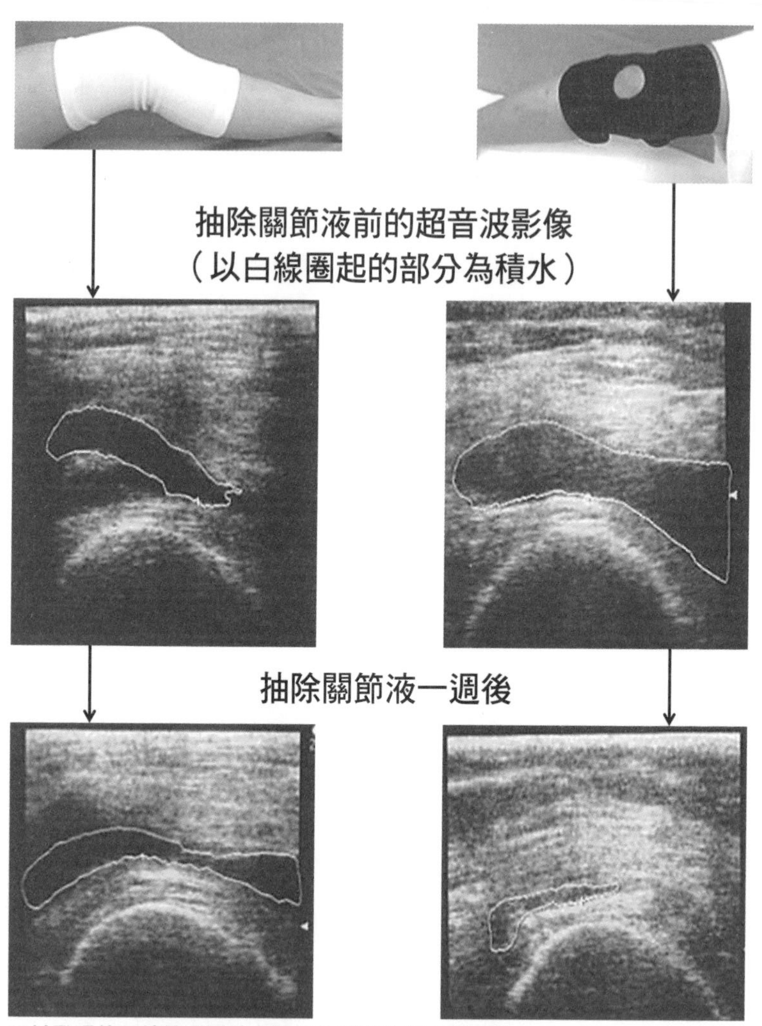

可以發現使用纏繞式護膝者關節液蓄積的範圍變得較小

節液，也很容易會再次蓄積關節液（詳情請參考第18頁）。因此若是能在抽除關節液之後使用纏繞式護膝恰到好處地將膝蓋收緊，就能夠期待對皺巴巴的關節腔產生壓迫作用，進而預防再次蓄積關節液。

我曾經以四十三位膝蓋蓄積有關節液的退化性膝關節炎患者為對象，在為他們抽除關節節液之後，在一週內讓其中十四名患者使用穿戴式護膝，讓其中十五名患者使用纏繞式護膝，剩餘十四名患者則完全不使用護膝。而在以超音波檢測儀測量患者於抽除關節液前，與抽除關節液一週後膝蓋蓄積關節的截面積之後，我發現使用穿戴式護膝者的縮小率平均為12％，沒有使用護膝者的縮小率平均則僅為2．6％。但是使用纏繞式護膝者的縮小率平均則高達27．3％（＊18）。

❷難以持之以恆地使用重型護膝

纏繞式護膝亦有各種類型，而日本護膝業界將原本開發供運動選手使用的重型護膝加以變化，應用於退化性膝關節炎患者身上的情形也相當普及（請參考下頁圖）。

這類重型護膝在膝關節的內外側設有鉸鏈狀的支柱，能夠補強側副韌帶的功能，藉此防止左右搖晃。除此之外，脛骨前方則由貼片予以壓迫，進而補強十字韌帶，

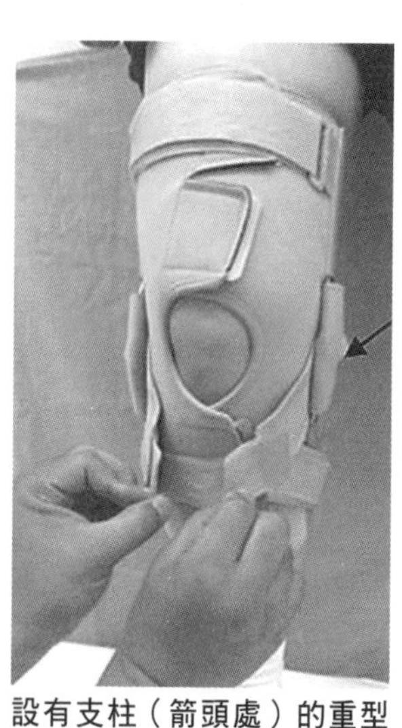

設有支柱（箭頭處）的重型護膝

起到防止前後搖晃。

乍看之下，這類護膝似乎具有優異的治療效果，但是它們真的能夠有效幫助改善退化性膝關節炎所造成的疼痛嗎？為了獲得答案，我比較了重型護膝與構造簡潔、沒有補強韌帶功能效果的纏繞式護膝在效果上究竟孰優孰劣（＊19）。

結果我發現在使用簡潔的纏繞式護膝的三十一位患者當中，只有兩人在為期四週的療程當中放棄使用護膝（6．5％）；而相較之下，使用重型護膝的二十九位患者當中，則有多達十二人在為期四週的療程當中放棄使用護膝（41．4％）。較少有人能夠持之以恆地使用重型護膝。除此之外，在根據兩組患者的膝關節炎病人疼痛指數（詳情請參考第31頁）改善的情形來比較其效果之後，結果也顯示相較於使用重型護膝的人，使用纏繞式護膝的人在疼痛症狀上獲得了較多改善。透過上述結果，我得出了一個結論，那就是相較於價格昂貴、且容易在穿戴後吸引他人好奇目光的重型護膝，纏繞式護膝能夠讓患者長期使用，且效果優異、外表簡潔，不僅對患者造成的負擔較少，也具有更多優點。

❸輕度膝蓋痛症狀無須透過支柱防止左右搖晃

在纏繞式護膝當中，有一款護膝乃是由後向前纏繞，稱做「Duke Simpson 型護膝」（請參考第80頁的圖片）。Duke Simpson 型護膝的長處則在於纏繞部分較短，因此在使用上輕便而方便活動。

但是 Duke Simpson 型護膝大多在膝蓋側邊設有柔軟的支柱（軟性支柱）。一旦做為大腿骨骼的股骨與脛骨之間的彎曲處側面部分設有支柱，患者就難以在進行蹲下等動作時充分彎曲膝蓋了。而根據我的研究結果顯示，當患者因為使用護膝而導致膝蓋無法充分彎曲時，在日常生活當中蹲下時出現疼痛的比例也明顯增加（＊20）。難得使用輕便而易於活動的護膝，卻因為當中設有支柱而產生了全新的疼痛，如此一來可真是得不償失呢。

而為了具體指出支柱的缺點所在，於是我將多位可以輕鬆蹲坐的輕度退化性膝關節炎患者分為兩組，分別使用去除支柱部位的 Duke Simpson 型護膝，以及保留有支柱部位的 Duke Simpson 型護膝，藉此比較兩者效果（＊21）。

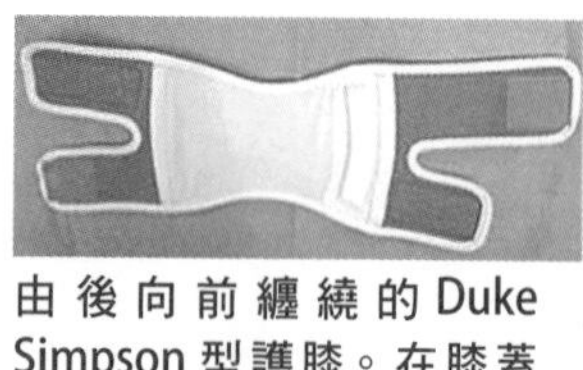

由後向前纏繞的Duke Simpson型護膝。在膝蓋側邊設有柔軟的支柱（箭頭處）

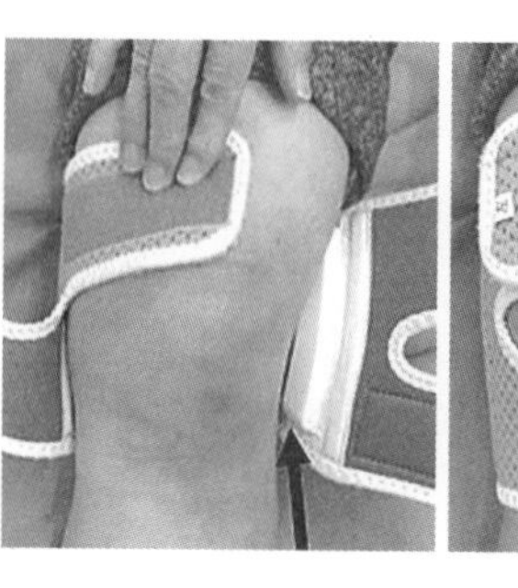

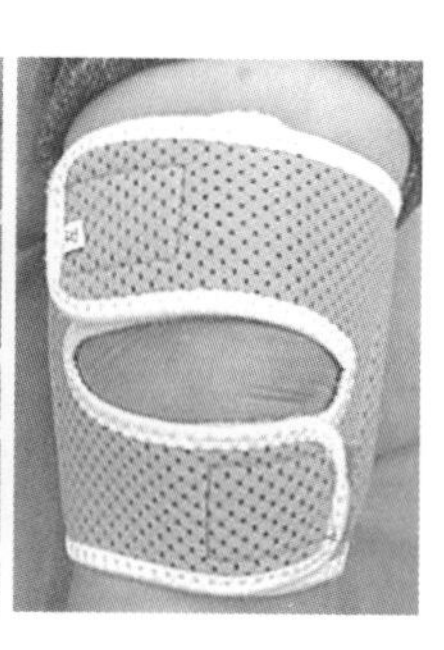

而為求公平起見，我讓三十六位輕度退化性膝關節炎患者自行選擇當中放有一號卡片或二號卡片的不透明信封，選中一號卡片的十八位患者將使用在膝蓋內外側縫有柔軟支柱的Duke Simpson型護膝；選中二號卡片的的十八位患者則使用去除支柱部位的Duke Simpson型護膝。

療程為期四週，而我也會以一週為間隔，對所有患者進行玻尿酸關節注射。於此同時，我也對患者說明，每天使用護膝的時間需多於五小時，少於十小時，就寢時則須去除護膝。除此之外，我也告訴他們若是在療程當中因為使用分配到的護膝而感到不適，則可以隨時停止使用護膝。

首先我分別為這三十六位患者測量他們沒有使用護膝時、使用設有支柱的護膝時、使用去除支柱的護膝時，其膝蓋的彎曲程度。

結果沒有使用護膝時，患者膝蓋的極限彎曲程度平均為一四三．七度；使用設有支柱的護膝時，患者膝蓋的極限

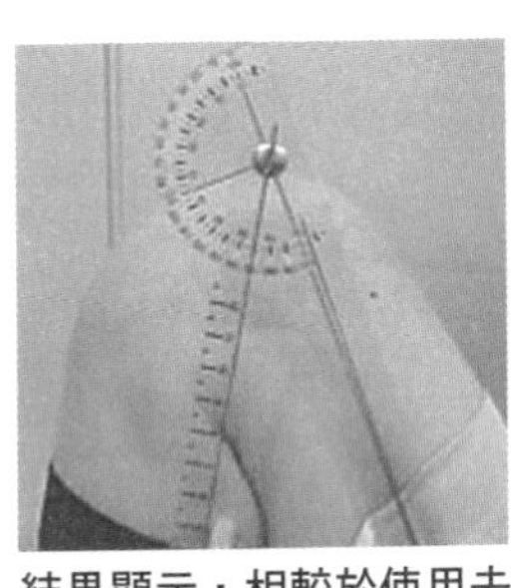
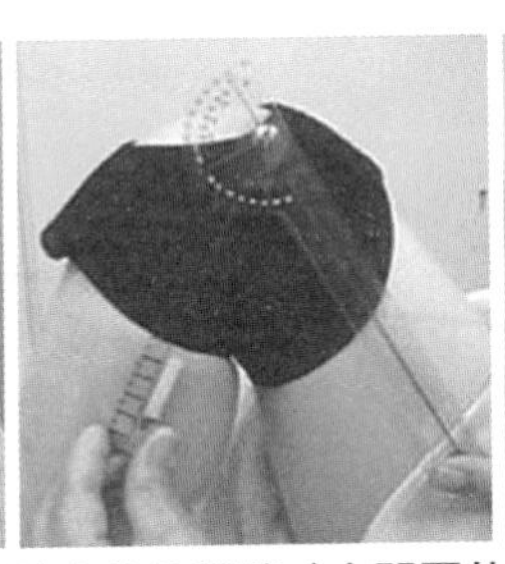
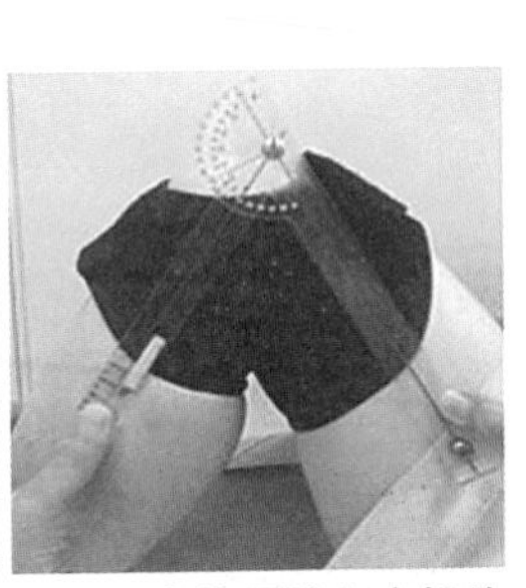

結果顯示，相較於使用去除支柱的護膝（中間圖片），患者使用設有支柱的護膝時（右圖），膝蓋的極限彎曲程度較小。

彎曲程度平均為一二八．九度；使用去除支柱的護膝時，患者膝蓋的極限彎曲程度平均為一三七的二度。由此可見，相較於使用去除支柱的護膝，患者使用設有支柱的護膝時，膝蓋的極限彎曲程度平均減少了八．三度（請參考上圖）。

不出所料，在為期四週的療程裡，十八位使用設有支柱的護膝的患者當中就有三位患者因為膝蓋不易彎曲讓他們難以蹲下，導致生活諸般不便而決定停止使用護膝；相較之下，在十八位使用去除支柱的護膝的患者當中，雖說也有人決定在中途停止使用護膝，卻沒有人的理由是「因為膝蓋不易彎曲」。

而在治療前後，我透過視覺類比量表來比較兩組患者膝蓋痛的改善程度，結果發現相較於使用設有支柱的護膝的患者平均僅改善4．4％，使用去除支柱的護膝的患者平均則改善了30．2％之多。以統計學的角度加以計算，兩者的差距可說是顯而易見。

在量販店等處，我們可以發現，相較於沒有支柱的護膝，設有支柱的護膝售價較為昂貴。但是就我的調查結果顯示，從未有論文指出 Duke Simpson 型護膝所設有的柔軟支柱具有效果。

我推測之所以會設有柔軟的支柱，目的乃是為了輔助側副韌帶的功能，藉此防止膝蓋左右搖晃。但是我認為側副韌帶的長度一路跨越大腿與小腿，因此即便在護膝的有限範圍內予以輔助，也無法幫助預防膝蓋左右搖晃。

除此之外，退化性膝關節炎的患者以女性占多數，因此一旦無法做出充分彎曲膝蓋的動作時，往往會導致日常生活出現障礙。根據木島綜合醫院的山本美幸醫師等人的調查結果顯示，相較於在進行跪坐等膝蓋需要充分彎曲的動作時不會感到困難的患者，會感到困難重重的患者對自身健康度給出的評價也明顯較低，甚至有不少人因此會避免前往參加婚喪喜慶與地方活動（＊22）。

原本之所以讓患者使用護膝，目的乃是要讓患者自然而然地將意識放在膝蓋上。根據我的判斷，當患者有膝蓋嚴重左右搖晃的情形時，當然就需要使用設有支柱的護膝，但當患者的膝蓋痛症狀較輕，仍可正常蹲坐時，就無須使用設有支柱的護膝。

矯正鞋墊能夠改變腳踝角度，藉此舒緩膝蓋痛的症狀

當腿型變成O型腿時，對膝蓋內側造成的負擔就會增加，這是造成退化性膝關節炎疼痛的根本原因（詳情請參考第12頁）。O型腿的人在行走時，來自地面的反作用力將會直接衝擊原本就有疼痛症狀的膝蓋內側，進而對膝蓋內側造成更大負擔，以致疼痛症狀加劇。

這個時候可以透過在鞋子內鋪上一層矯正鞋墊，藉此改變腳踝角度。這類矯正鞋墊以改善退化性膝關節炎所造成的疼痛為目的，呈現外側（第五趾，亦即小趾側）較高的楔型，因此又被稱為「外側楔型鞋墊」。當腿部第五趾側較高時，腳踝就會自然往內，進而將走路時來自地面的反作用力移動至膝蓋外側。如此一來，對有疼痛症狀的膝蓋內側所造成的負荷就會較輕，因此得以減輕疼痛症狀（請參考下頁圖）。

就像是當一棟大樓的地基傾斜時，只調整自己房間的支柱角度絕對只是一種治標不治本的做法。而矯正鞋墊則能夠幫助重整這棟大樓的地基。使用矯正鞋墊的目的是改變負責支撐全身重量的腳底力道作用方向，藉此減輕不安定部分的負荷。

矯正鞋墊改善膝蓋痛的效果

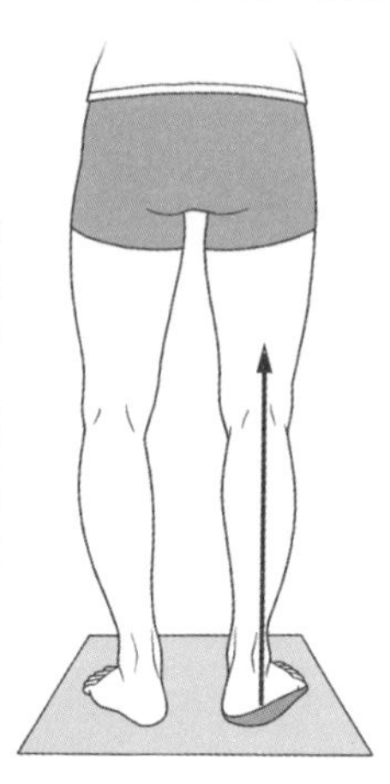

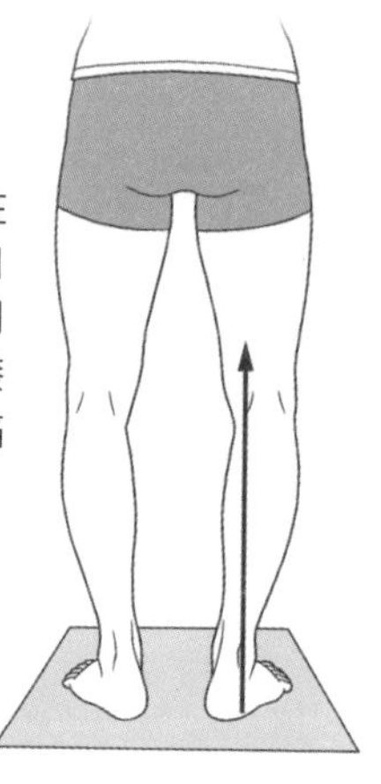

當膝蓋痛的患者必須行走時，使用矯正鞋墊也可以幫助減輕對膝蓋造成的負擔。我曾經以四十位罹患有退化性膝關節炎，同時為了治療高血壓與糖尿病，而被內科醫師指導要每天走一萬步的患者為對象進行了調查。在二十位沒有使用矯正鞋墊，並持續進行健走運動的患者當中，膝蓋痛症狀加劇的患者數為九位（45％）；相較之下，在二十位使用有矯正鞋墊，並持續進行健走運動的患者當中，膝蓋痛症狀加劇的患者數僅為二位（10％）（＊4）。

於是我泛起了一個念頭，那就是驗證矯正鞋墊的選用法，藉此掌握哪種矯正鞋墊比較有效。

❶與其使用高價矯正鞋墊，不如每月更換可在日本百元商店購得的矯正鞋墊

當患者前往整型外科看診時，有時候義肢裝具師會在醫師的指示下採集患者腳型，藉此製作外側楔型鞋墊。在日本，這類採集患者腳型製作而成的「訂製矯正鞋墊」在製作上單腳即須花費基本費用一萬一千日圓，再加上材料費（熱塑性塑膠）七千三百五十日圓，總共為一萬八千三百五十日圓（日本的健保制度讓患者僅須自費負擔三成，即五百五十五日圓）。而若是同時製作雙腳，費用則高達三萬六千七百日圓（＊23）。

針對訂製矯正鞋墊，墨爾本大學的Hinman教授等人曾提出報告指出，在調查患者使用訂製矯正鞋墊一個月後的情形之後，鞋墊楔型部分的高度並未出現磨損，治療效果也並未減弱（＊24）。但是同樣任職於墨爾本大學的Bennell教授等人則以同一批患者為對象，於一年後進行追蹤調查，結果報告指出相較於僅使用普通鞋墊的患者，使用訂製矯正鞋墊的患者在疼痛程度上幾乎沒有變化（＊25）。

也就是說，訂製矯正鞋墊的效果會隨著時間流逝逐漸減弱，在一年後就會變得與普通鞋墊並無二致。而理由則可能是因為患者將訂製矯正鞋墊放入各種鞋款當中，以致其形狀出現扭曲。

如此想來，或許相較於一整年都使用高價的訂製矯正鞋墊，每月更換模組化的鞋墊或許更能夠兼顧效果以及節省花費呢。而模組化的鞋墊則可以於百元商店購得。

我也曾經試著比較患者一整年都使用由義肢裝具師所製作而成的訂製矯正鞋墊，以及每個月替換於百元商店購得的矯正鞋墊，並根據自身腳型剪切使用時，在治療效果上孰優孰劣（＊26）。

過程中我請到了十八位由義肢裝具師製作訂製矯正鞋墊，並持續使用一整年的患者；以及二十位每個月都於百元商店購得全新矯正鞋墊，並頻繁交換使用的患者。於百元商店購得的矯正鞋墊為橡膠製，在腳踵至足弓處做有傾斜。我請使用這類矯正鞋墊的患者先以剪刀將之剪成符合自身腳型後再做使用。接下來我則使用視覺類比量表，比較兩組實驗者在使用矯正鞋墊前，與使用一年後的疼痛程度出現了哪些變化。

結果根據視覺類比量表在一年後的變化程度顯示，相較於十八位使用訂製矯正鞋墊的患者在疼痛程度上平均僅改善6％，二十位每個月更換模組化矯正鞋墊的患者在疼痛程度上平均則改善了24．4％之多。以統計學的計算來看。十八位使用訂製矯正鞋墊的患者並未獲得明確效果，而二十位每個月更換模組化矯正鞋墊的患者則獲得了明確效果。

誠如電器產品儼然成為時下社會的表徵，製造工序越趨合理也讓商品的價格日漸下滑。但是日本為了二戰傷病者制定有戰場傷病者特別保護法，因此就連矯正鞋墊等裝具的價格也長年獲保護，須高於一定價格（＊27）。

沒有錯，為了那些在交通事故與天災人禍當中失去手腳等肢體部位的人，義肢裝具師的工作可說是至關重要。但是日本的退化性膝關節炎患者人數多達三千零八十萬人，若是使用兩腳共須花費三萬六千七百日圓的訂製矯正鞋墊，則會造成龐大的公眾醫療負擔。而且訂製矯正鞋墊的效果會在一年後就變差，因此性價比可說是相當之低。我認為醫療界必須發展出價格經濟實惠，且效果極佳的療法，這點在今後越發重要。

❷除了「平鋪式」以外，也可以使用「纏繞式」矯正鞋墊讓效果更佳

鋪於鞋子底部的外側楔型鞋墊能夠墊高腳掌外側部位，藉此讓來自地面的反作用力移動至膝蓋外側，進而幫助確實減輕膝蓋內側的疼痛症狀。但是當矯正鞋墊讓腳踝往內側傾斜，也就無法幫助矯正O型腿了。因此我萌生了一個念頭，那就是如果

在使用矯正鞋墊時配合使用護具，是否就可以幫助矯正O型腿，同時舒緩膝蓋痛的症狀呢？於是我發明了一款「纏繞式」的矯正鞋墊（請參考左頁圖片）。

我為普通的外側楔型鞋墊接上了在腳扭傷時用來固定腳關節的護具。如此一來矯正鞋墊的作用可以幫助減輕膝蓋內側的疼痛，負責固定的護具更能夠防止腳踝向內側傾斜，進而獲得矯正O型腿的效果。而在調查了患者用來顯示O型腿嚴重程度的股骨脛骨夾角之後，患者則平均獲得了三・四度的矯正（＊20）。三・四度雖然還搆不上為求美觀進行的O型腿矯正，但是卻已經足夠大幅減輕對膝蓋內側造成的負荷與疼痛了（＊28）。

我曾經於二〇〇一年在國際醫學雜誌《風濕病雜誌（Journal of Rheumatology）》上發表一篇論文（＊28），當中以九十位退化性膝關節炎患者為對象，對他們展開為期八週的治療，並調查其效果。我讓生日為奇數的四十四位患者使用平鋪式矯正鞋墊；讓生日為偶數的四十六位患者使用纏繞式矯正鞋墊，並分別在使用矯正鞋墊前後為他們拍攝X光片，藉此測量股骨脛骨夾角、踝骨傾斜度、腳掌傾斜度等數據。於此同時，也使用視覺類比量表來評量患者於治療前與接受八週療程之後的疼痛程度。

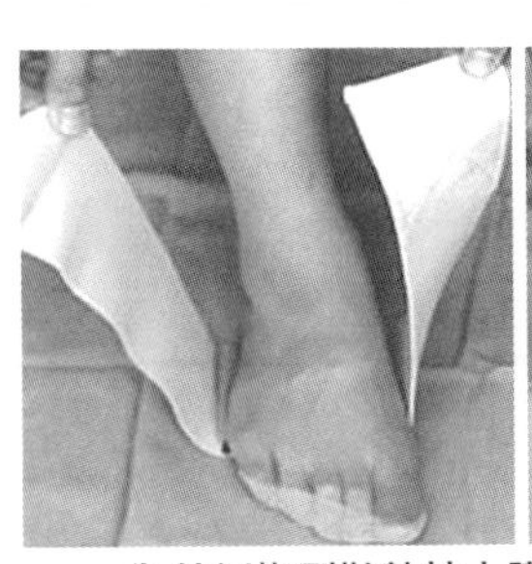
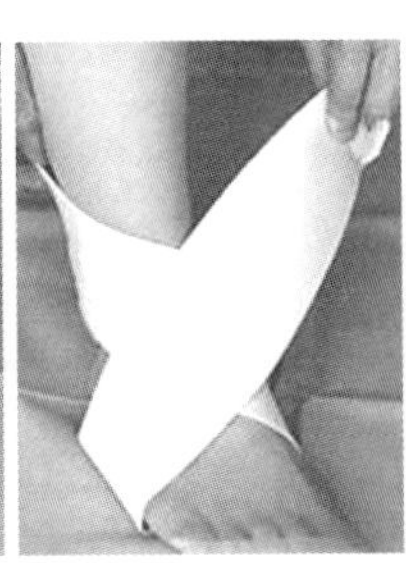
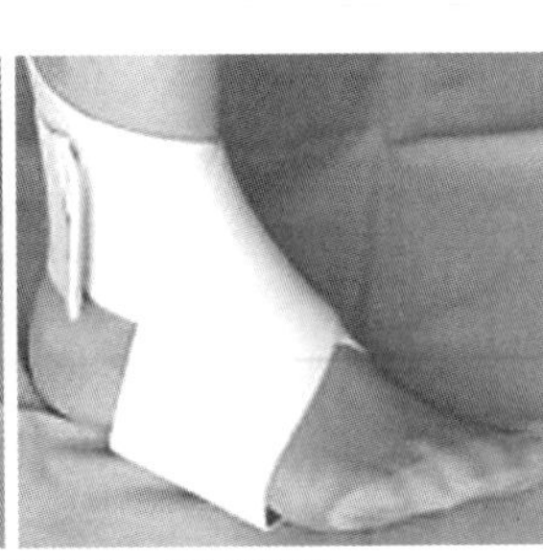

為外側楔型鞋墊接上護具，就此問世的「纏繞式」矯正鞋墊

結果在腳掌矯正角度方面，使用平鋪式矯正鞋墊與纏繞式矯正鞋墊的患者並無二致。但是針對腳踝骨骼傾斜，以及用以顯示O型腿嚴重程度的股骨脛骨夾角，使用纏繞式矯正鞋墊的患者獲得矯正的程度明顯較佳。除此之外，根據視覺類比量表所調查的疼痛程度，使用纏繞式矯正鞋墊的患者也在疼痛程度方面獲得了明顯改善。

我至今已經寫過八篇的英文論文用來闡述纏繞式矯正鞋墊的研究（＊28～35）。而國際退化性關節炎研究學會（Osteoarthritis Research Society International, OARSI）亦在推薦相關療法時，介紹了由我發明的纏繞式矯正鞋墊（＊36）。

纏繞式矯正鞋墊的優點在於除了穿鞋以外，也可以於室內直接使用。相反地，缺點則在於護具部分有一定厚度，因此穿鞋時須準備大半號的鞋子。除此之外，我的研究也發現在透過使用纏繞式矯正鞋墊稍微矯正O型腿的毛病之後，腿部肌力較弱者、高齡者的肌肉可能會無法適應急遽變化的平衡感，進而出現腰痛、膝蓋內側疼痛等症狀（＊29）。此時其實只要建立足夠肌力就能夠撫平疼痛了。

若是在使用矯正鞋墊的過程當中，發現自己出現腰痛、膝蓋內側疼痛等症狀時，則建議可以先透過第46頁以後所介紹的六種肌力訓練建立某種程度的肌力，再開始使用矯正鞋墊。

❸可以自行於百元商店購買矯正鞋墊與護具來製作「纏繞式」矯正鞋墊

各位可以在許多整型外科購得這種為外側楔型鞋墊接上護具所形成「纏繞式」矯正鞋墊。此外也可以在百元商店、藥局的繃帶區等處購得用以固定腳踝的護具與平鋪式的矯正鞋墊，同時使用兩者以做為代替（請參考左頁的圖片）。這麼做也可以獲得與纏繞式矯正鞋墊相同的效果。

而我也曾經針對直接在鞋子裡鋪上在百元商店購得的矯正鞋墊，並使用同樣在百元商店購得的護具來固定腳踝的情況，與單純使用纏繞式矯正鞋墊的情況，比較兩者的O型腿改善角度、膝蓋痛的改善程度等（＊37）。

併用護具與矯正鞋墊的方法

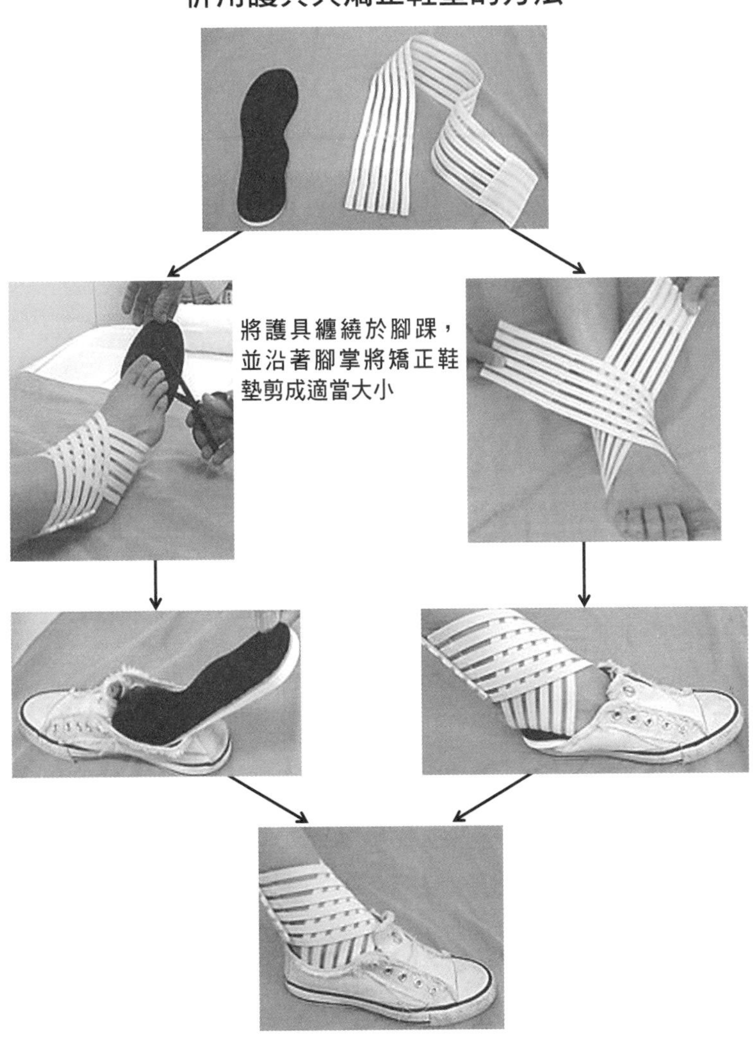

結果根據X光片顯示，二十一位單純使用平鋪式矯正鞋墊的患者股骨脛骨夾角獲矯正的角度平均為〇．七度；而二十位同時使用護具與矯正鞋墊的患者股骨脛骨夾角獲矯正的角度平均則為一．二度。由此可見，即便不使用纏繞式矯正鞋墊，只要分別使用護具與矯正鞋墊仍然能稍微獲得矯正O型腿的效果。

而在透過視覺類比量表比較患者於療程前，以及接受四週療程後的疼痛程度之後，也顯示相較於僅使用平鋪式矯正鞋墊的患者，同時使用護具與矯正鞋墊的患者在疼痛程度方面獲得了較大改善。

但是也由於並未將護具與鞋墊固定在一起，因此在行走活動時仍是會出現滑動，以致矯正O型腿的角度較小。為解決此情形，我構思出了一款以平鋪式矯正鞋墊為底層，與楔型矯正鞋墊呈三明治狀夾緊束帶狀的護具，於穿鞋時使用的「束帶貫通式穿戴型矯正鞋墊」。

做法如下（請參考第94頁的圖片）

❶切下於百元商店購得之楔型矯正鞋墊的傾斜部分。

❷將①所切下的傾斜部分疊在平鋪式矯正鞋墊上，並將束帶狀的護具夾於兩者中間後，以黏著劑固定。
❸將矯正鞋墊剪為適合自身腳掌的形狀。
❹於鞋子裡鋪放矯正鞋墊，並於穿鞋後以護具固定腳踝即可。

而為了調查束帶貫通式穿戴型矯正鞋墊的效果，我請到了四十五位退化性膝關節炎患者的協助。我讓其中二十三位患者使用平鋪式鞋墊，讓另外二十二位患者使用束帶貫通式穿戴型矯正鞋墊（＊38）。療程為期四週，而我會以一週為間隔，對所有患者進行玻尿酸關節注射。而用來判定治療效果的則是膝關節炎病人疼痛指數。

在療程前，與進行為期四週的療程之後我都分別為患者量測了膝關節炎病人疼痛指數，結果使用束帶貫通式穿戴型矯正鞋墊的患者在療程結束後，總分平均獲得了五・二分的改善。相較之下，使用平坦式鞋墊的人則僅獲得了平均一・七分的改善，由此可見前者的效果明顯優於後者。因此我們也得以確認，只要結合平坦式矯正鞋墊與束帶狀的護具，就能夠提升療效。

製作束帶貫通式穿戴型矯正鞋墊的方法

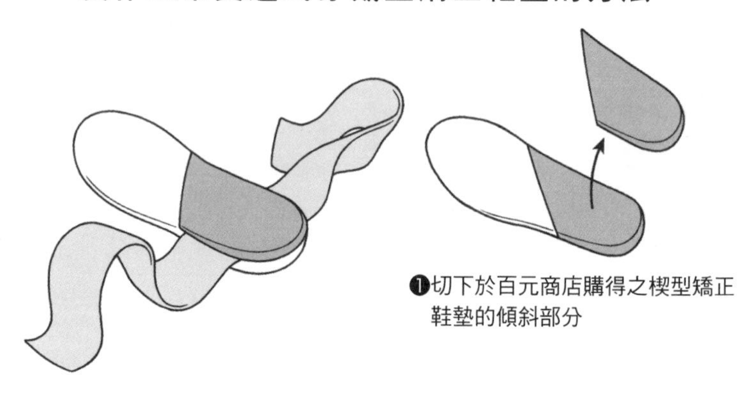

❶切下於百元商店購得之楔型矯正鞋墊的傾斜部分

❷將❶所切下的傾斜部分疊在平鋪式矯正鞋墊上，並將束帶狀的護具夾於兩者中間後，以黏著劑固定

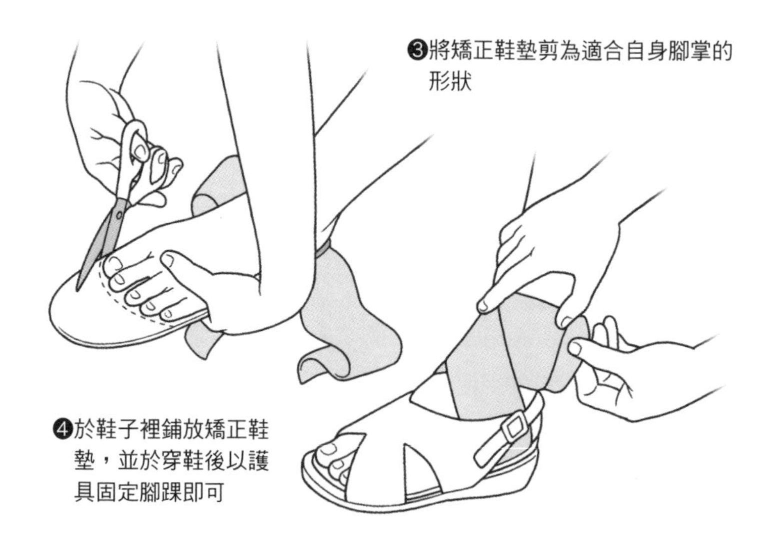

❸將矯正鞋墊剪為適合自身腳掌的形狀

❹於鞋子裡鋪放矯正鞋墊，並於穿鞋後以護具固定腳踝即可

第2章的重點歸納

●肌力較弱者從事健走運動反而有令膝蓋痛症狀惡化的風險。

●透過六種肌力訓練來鍛鍊股四頭肌、膝屈肌群、小腿三頭肌、脛骨前肌、內收肌、外展肌等肌肉，就能夠有效讓膝蓋痛症狀自行舒緩。

●建議不擅肌力訓練的人可以改從事水中健走或踩飛輪。

●實際感受肌力的成長，就能夠持之以恆地進行運動療法。各位可以活用家用體重計與捲筒衛生紙，簡單地於自家測量肌力。

●護膝也是一種能夠幫助減輕膝蓋痛症狀的輔助療法。而有輕度膝蓋痛症狀時，則應選擇款式簡單的護膝。

●能夠將腳掌外側墊高的矯正鞋墊也相當有效。而比起高價的矯正鞋墊，建議各位應頻繁更換使用平價的矯正鞋墊為佳。若是能使用束帶式矯正鞋墊來固定腳踝，就可以讓效果更上一層樓。

第3章

傳統療法
無法治好
膝蓋痛的理由

你的膝蓋真的需要動手術嗎？

在日本，幾乎所有中高年者的膝蓋痛都屬於「退化性膝關節炎」，而在其治療上則由整型外科醫師負責。當患者因為膝蓋痛而前往醫療機構看診，並確診為罹患退化性膝關節炎時，醫師普遍都會先對患者進行口服藥物、貼布等消炎鎮痛藥物治療、熱敷療法、電流療法，乃至於透過鍛鍊肌肉或是建立關節柔軟度來舒緩疼痛的物理治療等。除此之外，也會配合對患者的關節注射玻尿酸、類固醇藥物（副腎皮質賀爾蒙藥物）。

當上述治療皆未起到療效時，則許多醫療機構都會建議患者接受手術治療以獲得足夠療效。但是針對退化性膝關節炎，醫學界尚未建立一套基準用以評估是否應進行手術，乃是根據主治醫師各自的裁量予以決定。而這著實構成一大問題。

美國政府為了抑制醫療費用的增長，而於一九九七年通過平衡預算法（（The Balanced Budget Act of 1997），自此醫師每次為患者執刀進行人工膝關節置換術的手術報酬也越來越少。但是根據某個調查結果卻顯示，在手術報酬較過去降低41％之後，手術件數反而增加了96．2％之多（＊14）。之所以會造成上述情形，乃是因為只要將手術的件數提高至約兩倍，那麼即便是手術報酬降低至原本的約六成，執刀醫師也能夠維持與原本相同的收入。詳加計算，0．95×1．96＝1．15，也就是說，執刀醫師的收入非但沒有減少，反而還增加了15％呢。

費城大學的 Bernstein 教授進行了上述調查，並表示調降手術報酬的做法反而會令醫療費用上漲，因此與其降低手術報酬，調高手術報酬的做法更能夠幫助抑制整體的醫療費用。

但是我卻認為癥結點並不在此。當手術報酬降低至原本的六成時，即便患者的症狀在過去並不建議接受手術治療，執刀醫師也有可能為了增加手術件數而建議該患者接受手術治療，我想這或許才是癥結點所在呢。

上面提到了美國的情形，而我也無法斷定日本不會發生相同的情形。自二〇〇四年以後，日本的國立醫院也開始實施獨立核算制，以致各醫院面臨必須設法追求更多利益的狀況。事實上，日本全國有一百四十四所國立醫院，在二〇〇四年時有六十九所國立醫院（47．9％）經營呈現盈餘；而在六年後的二〇一〇年，則已有一百二十三所國立醫院（85．4％）經營呈現盈餘（＊15）。

在日本，包含材料費（一百萬日圓左右）在內，接受人工膝關節手術的費用合計約為三百萬日圓，可說是相當昂貴（健保讓患者僅須自費負擔其中的三成，亦即約九十萬日圓）。而且毋庸置疑地，患者在接受手術後幾乎都只要三至六週就可以出院，對整型外科來說能夠效率良好地賺取利益。當然並非所有醫師都以利益為第一考量，但是就我看來，似乎那些設有病床（床位）的整型外科較會建議患者接受手術治療呢。

在本診所的患者當中，也有不少人是在其他醫院被建議接受手術治療，但是為求盡力避免接受手術治療，因此選擇前來本診所看診的呢。而在患者本人積極從事第二章所介紹的保守療法之後，幾乎所有患者的膝蓋痛症狀都獲得了改善，無須接受手術治療。

而由於治療膝蓋痛時最為重要的是肌力訓練，因此若是患者本人不肯多加努力，則想要治好退化性膝關節炎的疼痛可說是難若登天。我認為之所以抱持膝蓋痛症狀的患者人數遲遲無法減少，最大的理由乃是因為醫師總是一股腦兒地建議患者接受手術治療，很少有醫師會確實協助患者展開保守療法。

誠如「前言」處所述，而日本目前罹患退化性膝關節炎的人口數估計為三千零八十萬人，其中接受人工膝關節術之後，目前仍維持正常生活者約為2・7%，剩餘97・3%的人都並未接受手術治療。這些人只要能夠自行努力，並配合醫師的協助，就一定有可能在不接受手術的前提下治好膝蓋痛。

我希望各位不要誤會，我並非抱持著「完全沒有必要接受手術」的想法。我只是認為患者也要對自己的身體健康負起責任，廣泛收集資訊，進而掌握各種可能性，藉此選擇自己可以接受的方法，而不是完全仰賴醫師。常常會遇到患者表示完全信任我的醫術，因此希望我照自己的想法來治療他。但是即便患者本人接受這種做法，一旦手術不順利，之後卻是其家屬必須負起照顧他的責任。如此一來我想不管是其家屬，乃至於患者本人應該都會無法接受將治療全盤交由醫師負責的做法吧。

對於患者來說，手術治療將會對肉體面、精神面、經濟面都產生龐大負擔。不僅如此，膝蓋手術更伴隨著諸般風險。世風日下，人心不古，就連國立醫院也汲汲營營地追求利益，各位可得好好考慮是否該輕易接受醫師的建議。

有時也會有患者於其他醫療機構接受人工關節置換術之後，因為膝蓋疼痛不已而前來本診所尋求協助，但是令人遺憾的是，我對此亦是束手無策。若是設法透過注射治療，則有可能導致細菌入侵膝蓋，讓症狀變得更加悽慘。而服用止痛藥也只是一種治標不治本的做法。此時患者即便百般懊悔，也已經是無濟於事了。

因此我希望各位可以理解以上狀況，再行選擇真正適合自己的療法。

各位該知道的手術副作用

為了幫助各位選擇自己可以接受的療法，首先我想先讓各位了解接受膝蓋手術可能產生的風險。下面就讓我先來談談手術所造成的副作用，以及術後的癥結點吧。

❶切除半月板將會令軟骨的負擔增加

罹患退化性膝關節炎時，患者因為軟骨磨損而令膝蓋結構損壞，導致半月板由於與膝蓋不再吻合而破裂並壓迫韌帶與關節囊，進而產生疼痛（詳情請參考第12頁）。

為了解決上述症狀，醫師會對患者進行去除破損半月板的「半月板切除術」，或是去除半月板受損部分的「半月板修補術」。大多數的情況，醫師會先透過ＭＲＩ檢查（磁振造影檢查）確認半月板破裂的情形，再透過膝關節鏡位對患者進行檢查，同時視需要予以處理。

相信各位都曾經聽過棒球選手或是足球選手接受半月板手術的消息吧。這是屬於年輕人因為受傷而導致的半月板損傷。而事實上，相較於年輕人，半月板隨著年齡漸長而自然破裂的情形更為稀鬆平常。根據波士頓大學的 Bhattacharya 教授等人所進行的研究顯示，即便本人沒有出現膝蓋痛的症狀，也有高達76％的高齡者已經出現半月板自然破裂的情形（＊11）。

在我的患者當中，也有年長的患者對我表示曾在其他家醫院接受ＭＲＩ檢查，結果顯示半月板破裂，因此該院醫師建議他進行手術治療。雖說如此，高齡者的半月板破裂實屬自然的老化現象。因此高齡者的「半月板破裂」與「臉上長細紋」其實屬於相同等級的問題。我不禁狐疑，真的有必要為了這點小問題在身體上動刀嗎？

動刀切除受損半月板的做法本身也是毀譽參半。譬如上海交通大學的 Dong 教授就製作了切除部分半月板時的模型，藉此研討其物理層面的影響。結果顯示，相較於完全不切除半月板，切除部分半月板時將會令軟骨必須承受更多的力道（＊12）。因此 Dong 教授提出了「整型外科醫師應該要盡量擬定幫助患者保留半月板的治療方針」的論點。

除此之外，布萊根婦女醫院（Brigham and Women's Hospital）的 Katz 醫師也曾經以三百五十一位退化性膝關節炎患者為對象，將他們分為在切除半月板手術之後接受物理治療者，以及僅接受物理治療者等兩組，比較兩組實驗者所獲得療效孰優孰劣。結果以統計學的角度看來，兩組在六個月後的治療成績似乎並未有明顯差距（＊13）。

如果動手術不僅會伴隨風險，同時連效果也無法期待的話，那麼我就會建議患者不要接受手術治療，而是配合運動、玻尿酸注射、矯正鞋墊（腳底板）等輔具，藉此治療膝蓋痛的症狀。如果年長患者並非因為運動或是交通事故造成半月盤受損，則當醫師建議進行半月板手術治療時，患者應先行詢問其他醫師的意見之後再加以判斷。

❷人工膝關節置換術的副作用與癥結點

「人工膝關節置換術」是一種將結構毀損的骨骼全數去除，並改以滑順的金屬覆蓋於該部位的手術（請參考左頁圖片）。這恰巧與牙醫師以器具削切患者齲齒的蛀蝕部位，並改以金屬牙冠的作業有幾分類似。而此手術當中也存在有數種副作用與癥

進行人工膝關節置換術的方法

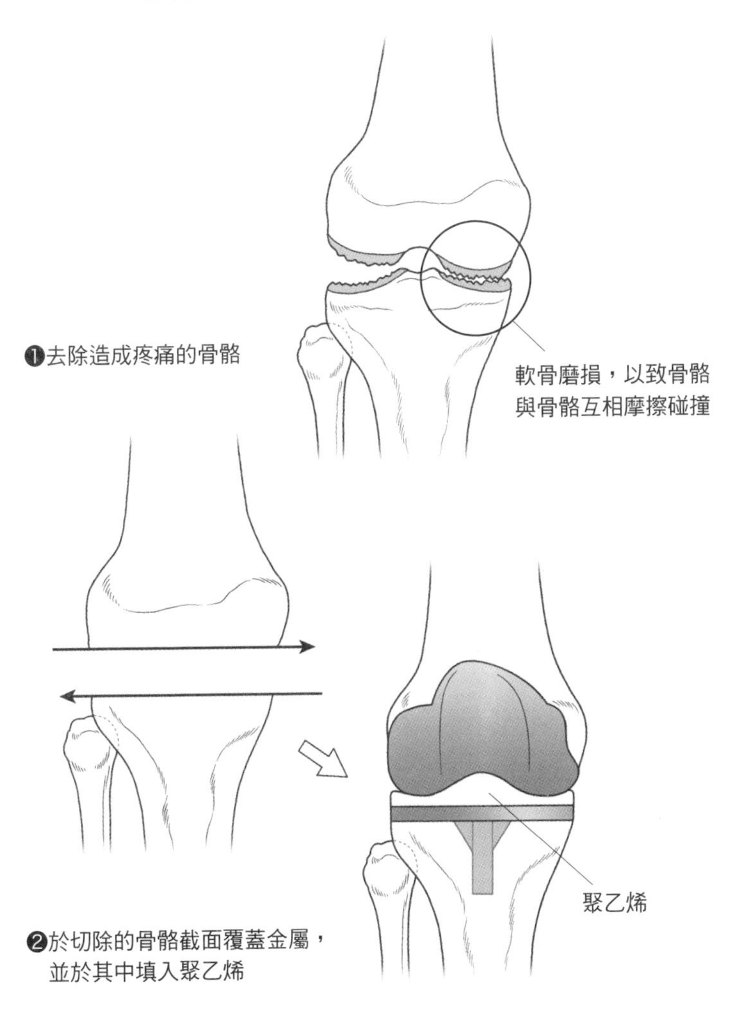

結點。

・不小心導致細菌入侵可就悲劇了

首先動手術會有令細菌入侵的風險。令人遺憾地，不管是多麼醫術精湛的名醫，搭配多麼設備完善的手術室為患者動手術，以現有的人工膝關節置換術技術仍然有產生感染的疑慮。有報告指出其機率為2％（＊16）。也就是說，每五十次手術就有一次手術有細菌入侵的風險。

於進行人工關節置換術時細菌入侵

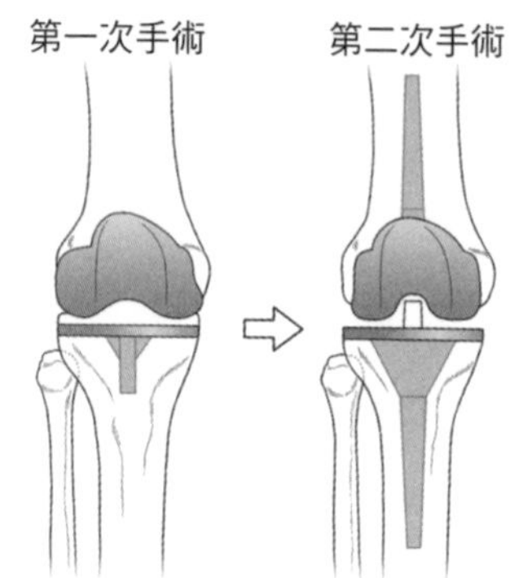

由於已經動手術進一步削切骨骼以消滅細菌，因此相較於第一次手術，第二次手術需要放入更大的人工關節才行

當細菌侵入體內時，血液中的白血球會負責將之擊退。但是由於人工關節為金屬等材質製成，血液無法於其中循環，自然也就無法將負責擊退細菌的白血球運送過去了。因此對於細菌來說，人工關節成為了絕佳的藏匿處。

當細菌入侵而導致感染時，醫師就

必須移除人工關節，並且填入以混合抗生素的骨水泥來消滅細菌才行。而由於已經動手術進一步削切骨骼以消滅細菌，因此若是想要再放置人工關節，就必須放置比第一次更大的人工關節才行（請參考右圖）。而放置更大的人工關節，也意味著手術將會更加費工耗時。而隨著手術時間的拉長，也將會衍生出細菌容易入侵等不利條件。

不僅如此，在膝蓋放入混合抗生素的骨水泥之後，患者將有長達數個月的時間都不能將體重給放在腳上，因此住院期間將會隨之延長，而且肌肉也會在此期間逐漸萎縮。如此一來，患者也必須在後續的復健（功能恢復訓練）上傾注相當程度的努力。

・手術中形成的血栓可能會阻塞肺部血管

進行人工膝關節置換術時形成的血栓（於血管中形成的血液結塊）可能會阻塞筋肉中的靜脈，這是手術的另一風險。醫學上將之稱做「深層靜脈栓塞（Deep Vein Thrombosis：DVT）」。假如血栓只阻塞肌肉中的靜脈那還好說，但是有時候血栓會出現部分剝離，在漂流於靜脈的過程當中造成肺部血管阻塞。這稱做「肺栓塞」。

根據研究顯示，進行人工膝關節置換術時，患者有一・七％的機率會出現肺栓塞，之後的死亡率則高達30％（＊17）。

・聚乙烯磨損，以致做為基底的骨骼開始融解

「摩擦係數」用來代表物體的滑順度。摩擦係數越小，則摩擦也越小。例如滑雪板與雪面的磨擦係數為〇・三；溜冰鞋與冰面的摩擦係數則為〇・〇五。而膝蓋軟骨與軟骨的磨擦係數則達到驚人的〇・〇〇〇一。但是以二〇一三年的技術而言，最多就只能製作出摩擦係數為〇・一的人工關節（＊16）。相較於天然的軟骨，人工關節的摩擦係數高出了一千倍。

在進行人工關節置換術時，醫師會在兩塊金屬之間插入由聚乙烯形成的人工軟骨。而由於人工軟骨會以〇・一的磨擦係數相互摩擦，因此聚乙烯將會逐漸磨損，以致其碎屑浮游於膝蓋當中。如此一來，血液中負責發現異物，並加以處理的巨噬細胞就會設法捕捉聚乙烯的碎屑，並予以溶解。

但是聚乙烯屬於化學物質，因此無法溶解。結果，巨噬細胞卻反而溶解了自己的骨骼。此現象稱做「骨溶解（osteolysis）」。當做為基底，放置有人工膝關節的骨

聚乙烯磨損所造成的弊害

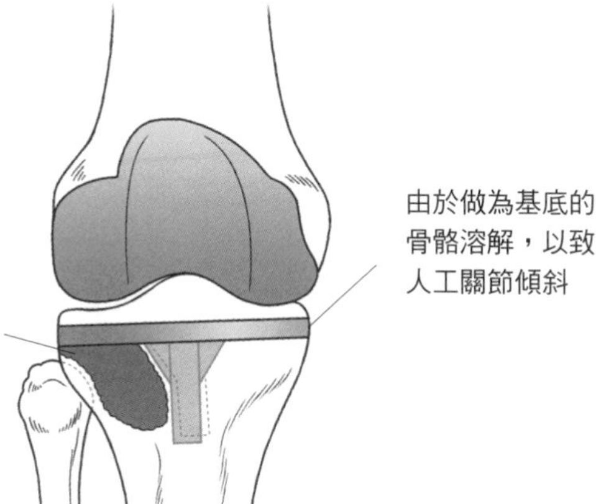

骼溶解時，人工膝關節也將隨之變得搖搖欲墜，因此必須加以替換（請參考上圖）。有鑑於此，醫學界認為人工膝關節的壽命約落在二十至三十年。

而在二〇一一年時，女性的平均壽命為八十五．九歲，因此患者若是在六十五歲以前接受人工膝關節置換術，則這輩子就有較高的可能需要再次接受人工膝關節置換術。而根據研究報告指出，相較於第一次接受手術，患者第二次接受手術更換人工關節時，出現感染的機率為前者的十五倍（＊17）。

因此只要並非處於多次感到膝蓋軟弱無力，並不時因為跌倒而骨折的嚴重狀態，則至少要等到七十歲以後才可以考慮接受人工膝關節置換術，在此之前應透過保守療法設法減輕疼痛。

・術後生活不如預期

加拿大的 Hawker 醫師等人曾經以三百三十六位裝設有人工膝關節或是人工股關節的患者為對象，調查他們術後的疼痛情形。結果顯示，接受人工關節治療，並取得良好治療成績的患者僅佔53％（＊22）。

當醫師評估術後治療成績較差，或是人工關節隨著時間流逝而鬆弛時，就會再次為患者動手術，以更換人工關節，醫學界將之稱做「再置換術」。加拿大的 Bhandari 醫師指出，人類社會從今而後將面臨因再置換術所造成的龐大公共負擔。根據 Bhandari 醫師等人的調查顯示，每年因接受人工關節置換術而住院的患者在住院費上就令全國須多支付二億七千萬美元（約二百四十億日圓）的公共負擔。而根據某調查報告推估，於二〇三〇年時，接受再置換術的患者數將會相當於現在的五倍，每年將增加十三億美元（約一千一百五十七億日圓）的公共支出（＊23）。

而日本也可能發生相同的情形。我希望患者在接受人工膝關節置換術之前，必須考量到包含再置換術在內的這類手術都必須花費大量公費，且術後生活可能不如預

進行脛骨截骨術的方法

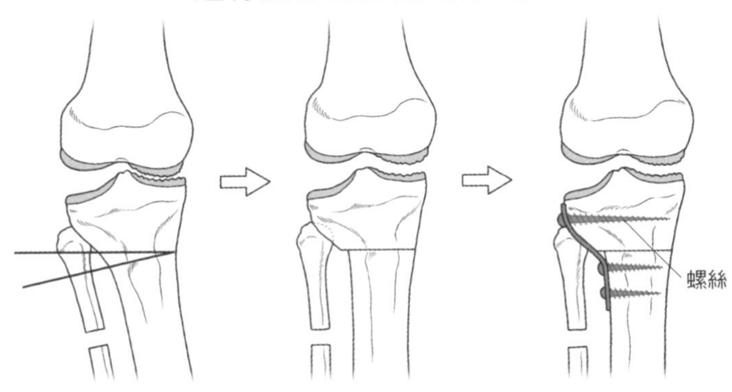

呈三角形截去一段脛骨外側上端的骨骼，
採人工方式將患者的腳型矯正為X型腿

期，之後再判斷是否要接受手術。

❸進行截骨手術之後，O型腿症狀仍是不斷加劇

為了矯正O型腿，醫師會呈三角形截去一段脛骨外側上端的骨骼，採人工方式將患者的腳型矯正為X型腿，這種方法就稱做「脛骨截骨術」（請參考上圖）。

這是一種採取人工方式造成骨折的做法，因此在手術中必須以骨釘固定截去一段骨骼的部位。而骨骼癒合須花費約兩個月，期間必須打上石膏。

而根據研究報告指出，在接受這一種手術的患者當中，約有3～4%的患者

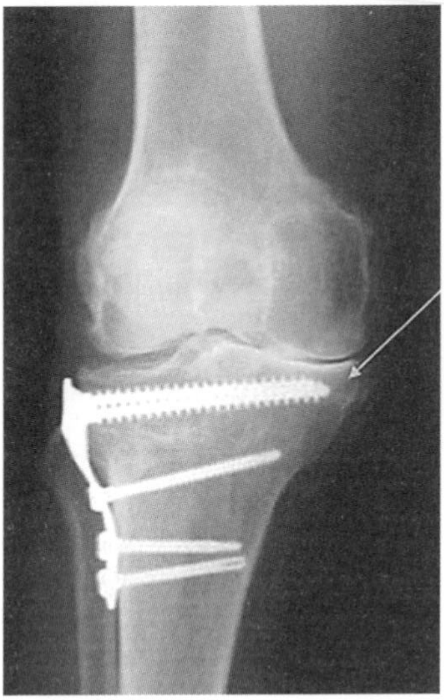

進行脛骨截骨術之後，再次恢復為O型腿者的X光片。可以發現其關節空隙變得較窄（箭頭處）

會陷入骨折在經過一年之後仍然遲遲未癒合的「延遲癒合」狀態。除此之外，在手術過程中，也有約3～11％的患者負責活動腳踝的腓骨神經遭到壓迫，因而導致術後不良於行（＊19）。

不僅如此，即便接受脛骨截骨術，也無法抑制隨著年齡變化而隨之加劇的O型腿症狀。例如患者在五十歲時接受脛骨截骨術好了。由於正常的股骨脛骨夾角為一七四度，因此醫師在進行脛骨截骨術時，會將患者的股骨脛骨夾角矯正為約一七〇度，稍微偏向X型腿。而在該位患者年齡來到七十歲時，若是O型腿加劇的度數落在三度以內，則為正常；而若是加劇的度數大於五度，則為O型腿，此時將會對膝關節造成負擔。

根據義大利Aglietti醫師的調查結果顯示，在接受脛骨截骨術十年與十五年之後，分別有22％、43％的患者再次恢復為O型腿，以致重新受到疼痛纏身（＊20）。

❹僅透過手術將膝蓋內側更換為人工關節，則無法幫助矯正O型腿變形

罹患退化性膝關節炎時，將會導致膝蓋內側的骨骼空隙變窄。此時則可以單獨截去膝蓋內側已經出現惡化的部分，並更換為人工骨骼，這稱做「半膝關節置換術」（請參考左圖）。

進行半膝關節置換術的方法

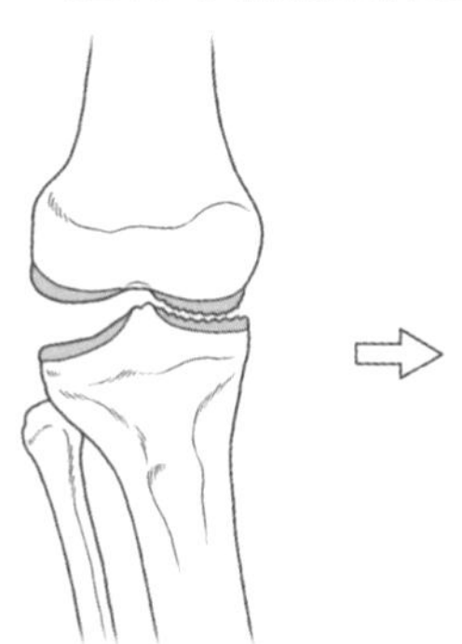

僅將內側軟骨磨損的部分更換為人工關節

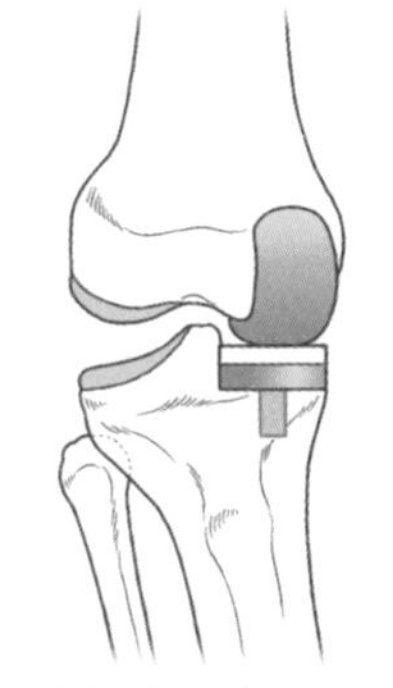

由於沒有截去外側骨骼，因此無法幫助矯正O型腿

由於半膝關節置換術削切骨骼的部分較少，須更換的部分也少，因此手術時間不長，對患者身體所造成的負擔也較為輕微。但是半膝關節置換術並非像是脛骨截骨術一樣，截去了外側骨骼，因此膝蓋痛最後還是可能會復發，此時患者則必須更換普通的人工膝關節。

根據諾丁漢大學Chou教授等人的研究指顯示，在接受半膝關節置換術五年之後，約有高達31％的患者必須更換普通的人工膝關節（＊21）。

除此之外，研究當中亦指出，相較於初次接受人工膝關節置換術的患者，這些事先接受半膝關節置換術，之後才更換為普通人工膝關節的患者在手術成效方面較差。

媒體常常將擅於執刀的名醫譽為「神之手」。相信或許也有為數眾多的人認為，只要請到這些被譽為「神之手」的名醫來為自己進行人工膝關節置換術，一定可以獲得更為良好的手術成果。沒有錯，腦部與心臟手術的結果有時的確取決於執刀醫師的技巧。

但是基本上人工膝關節置換術在進行上與組合模型有異曲同工之妙，只要根據設計圖組裝，則不管是誰來執刀都不會令結果出現太大改變。因此我認為在人工膝關節置換術領域並不存在所謂的「神之手」。勉強要說的話，頂多就是熟練的醫師能夠將手術時間縮短罷了。

相反地，即便請到對自身執刀技巧頗具自信的醫師來動手術，在手術上仍然會伴隨前述風險。因此當患者決定要接受人工膝關節置換術時，應該要選擇具有慎重、肯認真傾聽患者意見、肯仔細應對患者等人格特質的醫師，而不該選擇自信過剩的醫師。

關於營養補給品的真面目，普羅大眾不太知道的事

除了醫療機構所提供的治療以外，下面我也想要來談談被視為退化性膝關節炎的對策之一，因此備受普羅大眾矚目的營養補給品。

葡萄糖胺、軟骨素、胺基酸等軟骨成分都是以退化性膝關節炎做為對象的營養補給品。由於其作用大抵相同，因此做為代表，下面主要會與各位來談談葡萄糖胺。

健康專欄作家Brody女士於一九九八年在《紐約時報》的健康專欄處撰寫了一篇文章，自此口服的葡萄糖胺、軟骨素等營養補給品一躍成為鎂光燈的焦點。

該篇文章的內容乃是敘述Brody女士的愛犬曾因關節疼痛而無法活力十足地奔跑，但是在攝取添加有葡萄糖胺與軟骨素等營養成分的狗食，終於又可以再次活力十足地奔跑。於是Brody女士也開始攝取葡萄糖胺與軟骨素，結果膝蓋的症狀也因此獲得舒緩（＊1）。

葡萄糖胺並不具備鎮痛劑一般的強力效果，但是卻具備抑制前列腺素E2等造成疼痛症狀之物質的功效。因此從以前開始，獸醫師就會開立葡萄糖胺來治療動物關節疼痛的症狀。

我們可以推測，之所以 Brody 女士的愛犬能夠再次活力十足地奔跑，乃是因為葡萄糖胺起到了抑制造成疼痛症狀之物質的功效。

而受到了這股來自美國的風潮影響，日本也在一九九九年左右開始推出口服的葡萄糖胺、軟骨素等產品。從此以後，常常會有人在電視節目、報章雜誌等媒體上高聲呼喊「葡萄糖胺與軟骨素對膝蓋痛有益」，也有許多抱持膝蓋痛煩惱的人宛如抓住救命浮木般地開始使用這類產品。

但是誠如第一章所述，即便經口攝取軟骨成分，也無法令膝蓋軟骨再次生長得頭好壯壯。除此之外，半月板破裂，進而壓迫到韌帶與關節囊才是造成退化性膝關節炎疼痛症狀的原因，因此即便攝取軟骨成分，也無法幫助去除造成疼痛的根本原因。

我於二〇〇〇年發表了一篇論文，而這恐怕是日本的醫學雜誌上首次出現評論葡萄糖胺效果的內容（＊3）。在這個研究當中，我讓八十一名退化性膝關節炎患者服用營養補給品。但是我是一位領健保給付來為患者看診的醫師，因此在治療上不可以僅僅使用營養補給品。於是我就讓所有參加這個研究的患者都服用了相同的止痛藥。而其中十五名患者只服用止痛藥；二十八位患者在服用止痛藥之餘，每天攝

葡萄糖胺與軟骨素對膝蓋痛的效果

	膝關節炎病人疼痛指數（分數）		視覺類比量表（%）	
	治療前	改善分數	治療前	改善%
葡萄糖胺＋止痛藥（28人）	平均9.2	平均2.0	40.8	2.1
軟骨素＋止痛藥（23人）	10.7	0.8	46.1	7.1
只有止痛藥（15人）	8.7	2.0	46.4	7.6
葡萄糖胺＋軟骨素＋止痛藥（15人）	8.4	2.6	35.4	1.7

取一〇〇七mg的葡萄糖胺鹽酸鹽；二十三位患者在服用止痛藥之餘，每天攝取一二〇〇mg的硫酸軟骨素；最後十五位患者則在在服用止痛藥之餘，每天攝取一〇〇七mg的葡萄糖胺鹽酸鹽與一二〇〇mg的硫酸軟骨素。而療程為期三個月。

我使用第一章所介紹的膝關節炎病人疼痛指數（詳情請參考第31頁）。而在計算療程開始前與治療三個月之後的改善分數，並與只服用止痛藥者相互比較之後，根據統計學的角度看來，多服用葡萄糖胺者、多服用軟骨素者、多服用葡萄糖胺與軟骨素者並未與前者有明顯差異（請參考上表）。

此外也有其他篇論文指出葡萄糖胺等營養補給品並不具備效果。

在美國，美國國立衛生研究所（NIH）因為過於龐大的葡萄糖胺風潮而展開了國家規模的調查，並於二〇〇六年將其結果刊載於國際上赫赫有名的醫學雜誌《新英格蘭醫學期刊（The New England Journal of Medicine）》上。NIH指出：「不管是在治療上只服用葡萄糖胺、只服用軟骨素，乃至於同時服用葡萄糖胺與軟骨素，都無法幫助舒緩全體退化性膝關節炎患者的疼痛。但是亦有部分評價指出，同時使用葡萄糖胺與軟骨素或許可對膝蓋痛症狀中度至重度的患者起到療效。」所得出的結論不禁令人感到模稜兩可（＊4）。

也有人將焦點聚焦於該結論中「葡萄糖胺與軟骨素或許可對膝蓋痛症狀中度至重度的患者起到療效」的部分，因此認為「服用葡萄糖胺具有療效」。但是放諸天下，卻從來沒有一位醫師會光使用葡萄糖胺來治療罹患重度退化性膝關節炎的患者。除此之外，我也認為如果營養補給品就連對輕度與初期的患者都無法起到療效，服用這類產品就完全沒有意義了。

塔夫茨大學的 McAlindon 教授就曾經於網路上募集二〇五位退化性膝關節炎患者，並於二〇〇四年以論文的形式對外發表其研究結果（＊5）。在為期十二週的實驗期間當中，McAlindon 教授讓一〇一位患者服用含有一．五克葡萄糖胺成分的錠劑；讓另外一〇四位患者服用不含葡萄糖胺成分的類似錠劑。並於十二週後調查其疼痛程度、膝蓋緊繃（難以活動）的時間長短、於實驗期間服用止痛藥的次數等，結果根據統計學的角度來看，兩組實驗者之間並沒有明顯差異。

McAlindon 教授所使用的類似錠劑外型、色澤能夠以假亂真，但是當中並未含有藥物成分，醫學界將這種錠劑稱做「安慰劑」。而雖說安慰劑只是假藥，患者有時在服用安慰劑之後病情仍會多少改善。這被稱做「安慰劑效應」，由此可見人類的心理作用也具有治療疾病的能力。或許也由於電視媒體、報章雜誌宛如家常便飯般地宣傳服用軟骨素等營養補給品的效果，因此也讓人們產生服用這類產品能夠起到療效的心理作用，進而獲得實際療效呢。

加拿大的 Cidere 醫師等人於二〇〇五年發表其研究結果，當中請到了一百三十七位於服用葡萄糖胺之後，感到膝蓋痛症狀獲得改善，因此目前也持續服用葡萄糖胺的患者來協助實驗進行。並在為期六個月的實驗過程當中，讓七十一位患者服用含有葡萄糖胺的錠劑；讓其中六十六位患者服用並未含有葡萄糖胺的安慰劑（＊6）。藉此比較兩組實驗者於六個月內出現劇痛症狀者的比率，以及使用止痛藥者的比率。

結果在服用葡萄糖胺者的七十一位患者當中，有三十二位患者（45％）出現了劇痛症狀；而服用安慰劑的六十六位患者當中，則有二十八名患者（42％）出現劇痛症狀，機率幾乎相同。而服用葡萄糖胺者當中有30％的患者服用了止痛藥，服用安慰劑者當中則有29％的患者服用了止痛藥，這部分也幾乎並無二致。

根據以上結果，Cidere醫師等人得出了「即便患者曾經因為攝取葡萄糖胺而疼痛症狀獲得改善，也不代表持續服用葡萄糖胺能夠獲得持續改善的效果」之結論。

時值二〇一二年，土耳其的Durmus醫師曾經以二十位只進行運動療法的退化性膝關節炎患者，以及十九位在進行運動療法之餘，還配合服用葡萄糖胺的患者作為對象，展開了比較研究。結果分別在治療前，與進行十二週療程後對兩組實驗者進行MRI檢查之後，Durmus醫師發現兩組實驗者在軟骨厚度的變化上幾乎沒有差別（＊8）。

明明就有為數眾多的論文指出葡萄糖胺並不具有效果，為何這方面的資訊卻遲遲難以傳入普羅大眾的耳朵裡呢?之所以會造成上述情況，乃是因為販售葡萄糖胺等營養補給品的大企業乃是電視節目、報章雜誌等媒體的贊助商。既然已經透過所謂「宣傳費用」的形式從大企業手中獲得好處，媒體自然也就不可以流出對這些金主不利的資訊了。我也曾經有過對某個節目提出「想要在節目中談談葡萄糖胺沒有用處的話題」，結果遭到對方拒於門外的經驗。

下面我想向各位介紹一個頗值得玩味的論文。這是一篇由波士頓大學 Vlad 教授於二〇〇七年發表的論文。

Vlad 教授比較了十五篇與葡萄糖胺有關的論文，並探討為何各篇論文在效果方面的論述存在有落差（＊7）。而在判定上，則使用在統計學當中效果越高，數值越大的「效果量（effect size, ES）」。

結果相較於沒有獲得企業援助之研究的效果量落在0．05～0．16的範圍；獲得企業援助之研究的效果量則落在0．47～0．55，效果明顯較前者為高。因此 Vlad 教授指出，贊助商存在與否已經超越了偶然的範圍，對葡萄糖胺的研究結果起到了最大的影響。

而事實上，那位一手掀起葡萄糖胺風潮的 Brody 女士也有後話呢。她在二〇〇四年十二月接受了全膝人工關節置換術。而在手術過後時隔兩年四個月，她又再次於二〇〇七年三月撰寫了一篇帶有「自己又可以跳舞了，真慶幸當初有放置人工關節啊！」意涵的文章（＊2）。但是某部分販售葡萄糖胺的業者卻只敢介紹「Brody

女士在服用葡萄糖胺之後，膝蓋症狀獲得了改善」的報導，對她在時隔六年後在文章中表示「多虧放置了人工關節，讓自己又可以跳舞了」的事實則隱而不宣。

因此不管是要接受手術治療或是服用營養補給品，患者都不應該受到醫師的話語或時下風潮所迷惑，而是應該確實收集相關資訊，藉此自行進行取捨與選擇。

話說回來，雖說醫學界曾經認為葡萄糖胺在使用上較為安全，但是最近也開始有報告指出服用葡萄糖胺可能產生副作用。邁阿密大學的 Sherman 教授就於二〇一二年時調查了服用葡萄糖胺出現副作用的機率，並發表了論文（＊9）。根據該論文當中的數據，服用葡萄糖胺出現上腹痛、胸灼熱、腹瀉、嘔吐感等副作用的機率分別為3．5％、2．7％、2．5％、1％。

時值二〇一二年，克里夫蘭診所（The Cleveland Clinic）的 Ebrahim 醫師發表了五十五歲的女性在開始服用葡萄糖胺之後，數種肝功能酵素的數量飆升至標準值十倍以上的病例（＊10），這也是與葡萄糖胺副作用有關的報告。

因此若是在攝取營養補給品的過程當中，出現了胃腸道方面的症狀，則請盡速洽醫師診斷。

第3章的重點歸納

- 半月板破裂是一種老化現象。隨意動手術切除半月板將會導致軟骨負擔增加。
- 進行人工膝關節置換術時，將有導致細菌入侵、血管阻塞、骨溶解等問題的風險。
- 即便進行脛骨截骨術，O型腿的毛病仍會隨時間加劇，在手術經過十五年之後，約有近一半的人都會出現疼痛復發的情形。
- 事實上，有許多論文都顯示葡萄糖胺等營養補給品並沒有效果。
- 服用營養補給品也有可能導致胃腸道症狀等副作用。

第4章

我所實踐的膝蓋痛療法

斬斷以玻尿酸關節注射舒緩反覆膝蓋疼痛的惡性循環

我的診所位於日本大阪府吹田市區，平常我大多以整型外科醫師的身分來診療患者。「不動手術的整型外科醫師」是人們為我取的外號，而我的治療方針則是協助患者斬斷疼痛的惡性循環，並透過不會對膝蓋造成負擔的方法讓患者重拾輕鬆舒適的日常生活。

因此在診所當中，我除了會以醫師的身分提供患者我所能夠提供的各種治療，也會指導患者進行第二章所介紹的肌力訓練，以及使用各種輔具的方法等。而在本章，我則要向各位說明平常做為醫師，我都在診所當中提供怎樣的治療內容給患者。

避免對結構損壞的膝蓋造成更多負擔，這是改善膝蓋痛症狀的重點所在。誠如第二章所述，設法鍛鍊足夠肌肉，藉此給予膝蓋支撐的行為至關重要。

但是每當罹患退化性膝關節炎，並因此出現膝蓋痛症狀時，許多人都會陷入因為疼痛而避免運動↓肌肉因為長期不運動而萎縮↓膝蓋的負擔因為肌肉萎縮而加劇↓膝蓋因為負擔增加而變得更痛的惡性循環當中。而為了讓患者實踐運動療法，並確實鍛鍊自身肌肉，首先必須斬斷上述的惡性循環才行。因此當患者的膝蓋痛症狀過於嚴重時，我就會建議對方接受玻尿酸注射。

除了少數案例以外，幾乎所有退化性膝關節炎患者都適合玻尿酸注射。唯有因為患者罹患化膿性膝關節炎等疾病，以致細菌入侵關節囊時，才屬於例外。一旦罹患化膿性膝關節炎，他人只要輕輕一戳，患者都會痛到跳起來。除此之外，若是患者裝設有人工關節等植入物，醫師也會因為顧慮到細菌入侵的可能性而無法為患者進行玻尿酸注射。

玻尿酸屬於軟骨成分，因此即便經口攝取含有玻尿酸的營養補給品，玻尿酸也會於胃腸道被分解，無法完整抵達膝蓋。但是透過注射就可以讓玻尿酸原封不動地進入膝蓋了。所注射的玻尿酸除了能夠改善關節活動，同時也具有抑制發炎的效果，因此得以幫助舒緩膝蓋痛症狀。

但是我也希望各位不要誤會，此時注射的玻尿酸並不會直接轉化為軟骨。以現代醫學的技術來看，是不可能讓中高年者受損的軟骨組織盡復舊觀的。因此設法減輕膝蓋負擔會是最佳療法。

雖說如此，我也不樂見患者完全仰賴玻尿酸注射。除非患者自行努力透過肌力訓練來鍛鍊負責支撐膝蓋的肌肉，或是注意避免於日常生活中對膝蓋造成負擔等，否則就無法從膝蓋痛的魔掌當中獲得解放。

在日本，玻尿酸注射獲得公家保險補助，是一種專門為治療退化性膝關節炎這種疾病所進行的注射。希望患者不要因為明天要去打高爾夫球等個人娛樂而要求醫師為自己注射玻尿酸，這形同於濫用公家保險。

而或許也有人對在膝蓋注射一事抱持著「好像很痛」、「好恐怖哦」等印象。因此我在日常治療方面，總是在「設法正確地進行注射，且不造成疼痛與副作用」的研究上傾注最大心力。

注射的方法各種各樣，而就我的認知看來，日本幾乎所有的整型外科醫師都是使用於膝蓋外側注射的做法（請參考左頁左上圖片）。在ＭＲＩ（磁振造影）尚未普及以前，醫師會在進行影像診斷時，從患者的膝蓋外側注入造影劑，我想上述做法或許就是舊時代的遺產呢。

由於退化性膝關節炎的疼痛症狀好發於膝蓋內側，因此我想會有許多患者認為，自己的疼痛症狀出現在膝蓋內側，因此醫師其實只要對膝蓋內側進行注射就好了。

但事實上，即便從膝蓋外側注射玻尿酸，玻尿酸也會在進入關節腔之後循環於關節

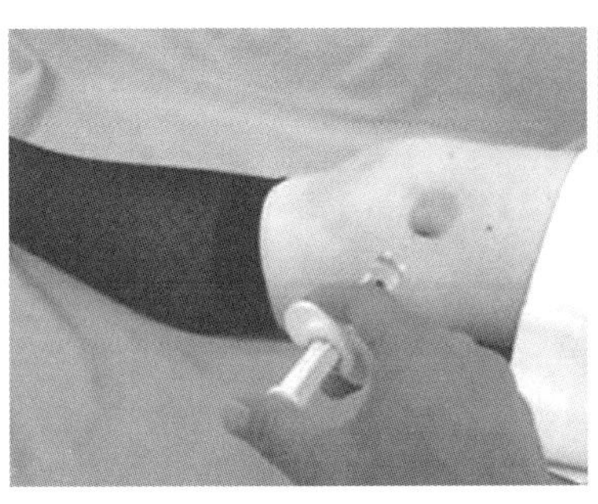
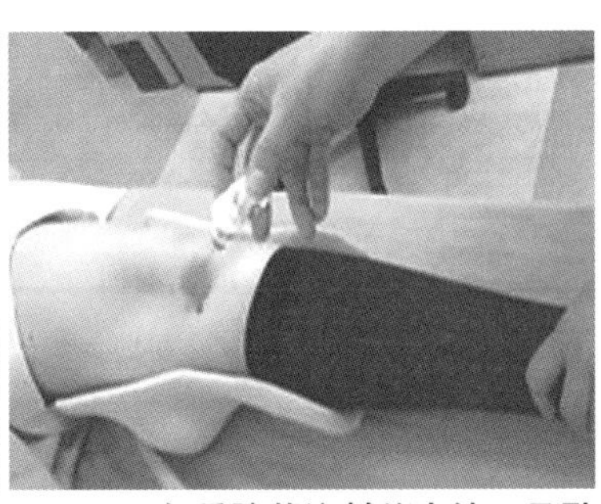
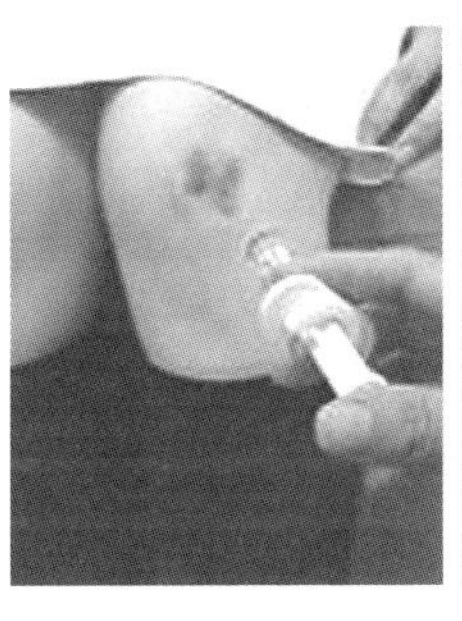
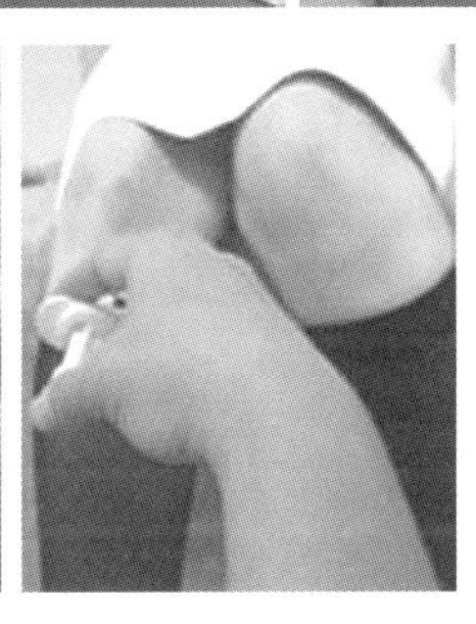

各種膝蓋注射的方法：呈臥姿，從膝蓋外側注射的方法（左上）、呈臥姿並稍微屈膝，從膝蓋前側注射的方法（右上）、呈坐姿，從膝蓋外側注射的方法（左下）、呈坐姿，從膝蓋內側注射的方法（右下）。醫師必須根據患部狀態使用上述方法，這點相當重要。

當中，並確實抵達有疼痛症狀的膝蓋內側。雖說如此，整型外科醫師仍需學習各種注射方法，藉此在治療上獲得患者認同。

許多歐美醫師都會要求患者坐在診療床床沿，並對其膝蓋內側注射玻尿酸（請參考右下圖片）。除此之外，也有方法同樣是讓患者維持坐姿，並從膝蓋外側注射玻尿酸（請參考左下圖片），或是讓患者躺在診療床上，並稍微屈膝，從膝蓋前側注射玻尿酸（請參考右上圖片、＊1）。之所以會要患者稍微屈膝，是為了讓韌帶放鬆，藉此讓骨骼空隙稍微擴展，進而便於下針。

而究竟醫師又該如何分門別類地使用五花八門的注射方法呢？

玻尿酸的分子量較大，屬於一種質地黏稠的液體。由於皮下脂肪層當中原本並沒有玻尿酸的存在，因此若是於注射過程當中不慎讓玻尿酸滲透於皮下脂肪層，則將產生劇烈疼痛。也就是說，為了不要讓患者在注射過程中感到疼痛，正確地將玻尿酸注入關節，避免其滲透於關節外的精湛技巧也相當重要。

根據我的研究結果，當膝蓋骨變得粗糙不平，長出荊棘狀的「骨刺」時，則相較於讓患者仰躺，並從膝蓋外側注射的方法；讓患者仰躺並稍微屈膝，從膝蓋前側注射的方法更能夠降低注射液滲透於關節外的機率（＊2）。

除此之外，最近亦有研究顯示，若是能在進行注射時，配合常被使用於產檢等方面的超音波儀器來確認針頭情形，就可以降低注射液滲透於關節外的機率（＊3、4）。

而根據我的研究結果，在配合超音波儀器為肥胖患者進行注射時，相較於從膝蓋骨外側注射的方法（左頁上方圖片），從膝蓋骨內側注射的方法（左頁下方圖片）更能夠降低玻尿酸滲透於關節外的機率（＊5）。但是相較於從外側注射玻尿酸，從內側注射玻尿酸則有較為疼痛的缺點。

除此之外，讓患者採坐姿注射的方法則對膝蓋難以伸展的患者，以及坐輪椅的患者有效。

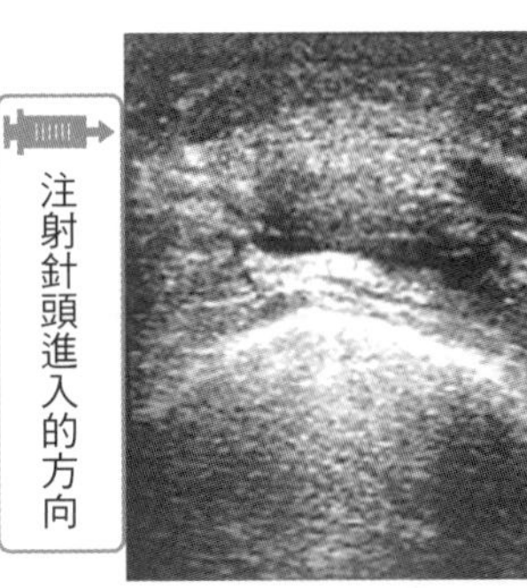

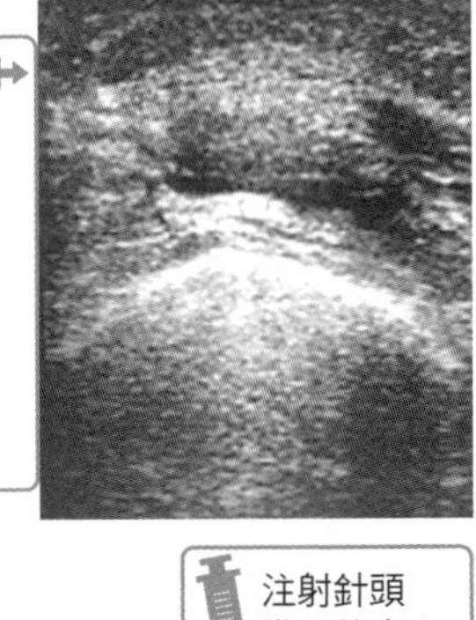

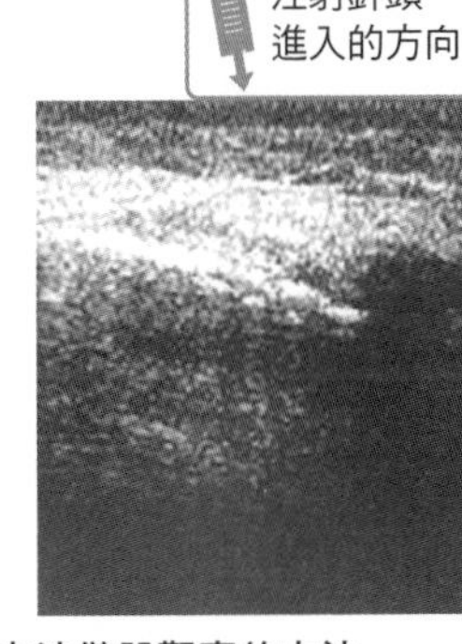

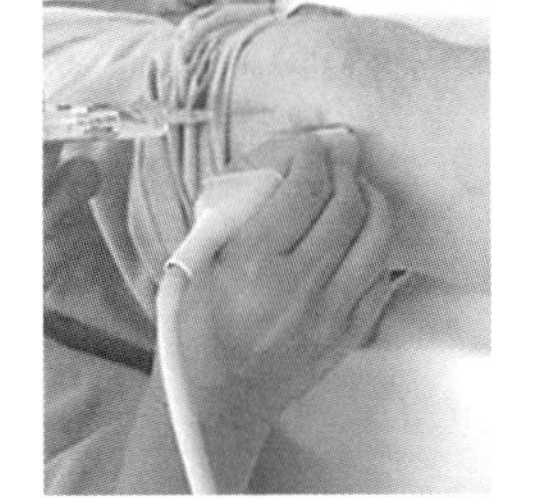

於注射時，配合使用超音波儀器觀察的方法

在接受注射時，若是所選擇的是一位確實鑽研各種注射方法，並能夠配合每位患者狀況提供適當注射方法的醫師，那麼患者也就可以安心了。

使用較細的注射針頭或是配合冰敷，即可減輕注射時的疼痛

盡可能地使用較細的針頭，這是減少注射疼痛的訣竅之一。就負責注射的醫療人員看來，使用細針則必須在注射時更加用力，藉此將注射液擠出，因此使用較粗的針頭能夠讓注射的過程更加輕鬆。但是就患者看來，使用細針則可以令疼痛程度大為減輕。

針頭粗細一般以G（gauge）做為口徑的標準單位，G值越大，則針頭越細。左頁展示有整型外科主要使用的針頭。不同於糖尿病患者自行注射胰島素時所使用的針頭，整型外科所使用的注射液密度較高，因此無法通過細如蚊針的針頭。

在為患者抽除膝蓋積水時，許多醫師會使用18G的針頭（最上方的針頭）。但是根據研究指出，只要將抽除過程放慢，則也可以22G的針頭（由上數來第二支針頭）。接下來讓我們來談談進行玻尿酸關節注射時的情形。在進行玻尿酸關節內注射時，許多醫師都會使用22G或是23G的針頭（由上數來第三支針頭）。但若是迴轉式針筒，則可以使用25G的針頭（由上數來第四支針頭）。在稍後的篇幅我將向各位說明類固醇注射，該注射可以使用27G的針頭（最下方的針頭）。

有些患者不管使用多細的針頭都會感到疼痛，我想他們或許只會在針頭刺破皮膚的瞬間感到疼痛而已。針對這類患者，醫師有時會先使用冷鎮痛噴霧劑來冷卻注射部位，藉此讓患者的痛感神經麻痺後再進行注射，如此一來就可以舒緩患者的疼痛與恐懼感了。

我曾經針對疼痛感覺比膝蓋更為銳利的退化性手指關節炎患者使用冷鎮痛噴霧劑來冷卻注射部位，再進行玻尿酸注射，藉此確認其止痛效果（＊5）。在為期四週的實驗期間，十七位患者每週都接受此療法，結果完全沒有患者在過程中表示有疼痛感。而他們的握力更平均增加了二・五公斤。

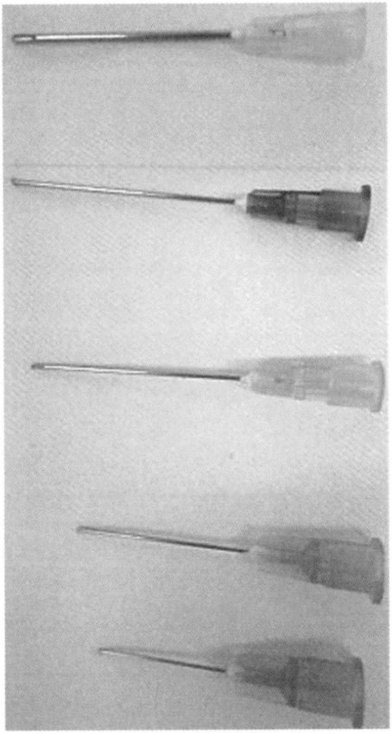

各種口徑的針頭

針對劇烈的膝蓋痛症狀，有時可注射類固醇

提到類固醇藥物（副腎皮質賀爾蒙藥物），許多人都會擔心在使用上會產生諸般副作用，譬如：容易造成感染等。

的確若是過於頻繁地對關節注射類固醇，則會令關節對細菌的抵抗力下降。而雖然相當罕見，但有時也會導致化膿性膝關節炎。由於關節囊屬於密閉空間，其中的血液循環較差，因此一旦罹患化膿性膝關節炎，就很難藉由抗生素來擊退細菌。有鑑於此，我不太建議患者多次接受類固醇關節注射。

但是肌肉與韌帶組織當中有豐富的血流量，因此屬於即便細菌入侵也易於透過白血球將之擊退的環境，讓症狀得以較為輕微。因此針對那些疼痛程度極其劇烈，且疼痛的惡性循環有較高可能對治療造成阻礙的患者，我每隔半年就會對他們的鵝足、內側側副韌帶注射類固醇（請參考左頁圖片）。除此之外，所謂鵝足指的則是附著於脛骨內側，幫助膝蓋彎曲的肌肉束。

根據我的研究，顯示相較於對關節注射類固醇，對鵝足注射類固醇的效果較佳（＊6）。

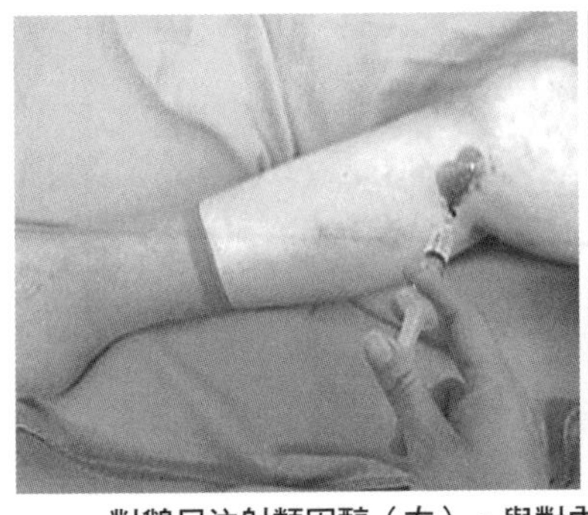
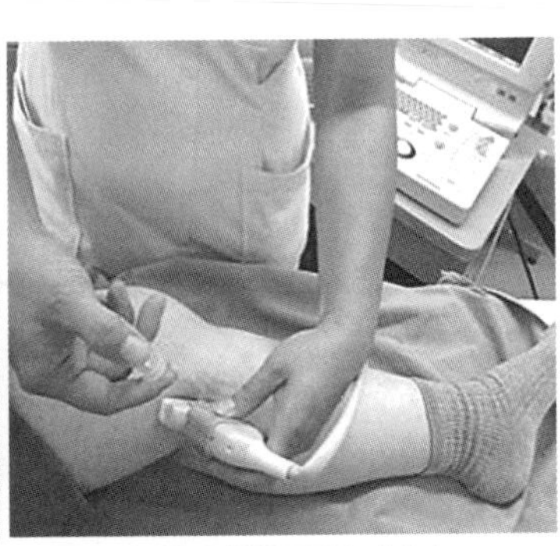

對鵝足注射類固醇（左），與對內側側副韌帶注射類固醇（右）

我認為之所以對鵝足注射類固醇較為有效，是因為鵝足在包覆膝蓋之餘，也在進行上下樓梯等動作時反覆伸展、彎曲，以致患者常常在罹患退化性膝關節炎的同時，也會一併罹患鵝足炎。順帶一提，肥胖的患者接受類固醇鵝足注射能夠獲得更加優異的效果（＊7）。

研究亦已經確認相較於對關節注射類固醇，對內側側副韌帶注射類固醇的效果更佳（＊8）。之所以能夠獲得較佳的效果，理由乃是在於退化性膝關節炎患者的半月板破裂，以致對內側側副韌帶造成壓迫，乃是產生疼痛的原因之一。而在進行類固醇注射時，我會配合以超音波儀器確認針頭情形。

透過減重來降低膝蓋與心靈的負擔吧！

體重越重，對膝蓋造成的負擔也會隨之增加。讓我們來想想，行走時與下樓梯時會對膝蓋造成多少負擔吧。

行走於平坦地面，並單腳離地，以後腳支撐全身重量時，重力加速度會瞬間對膝蓋造成相當於體重二到三倍的負擔。而在下樓梯時，重力加速度較快，因此當位於上一個階梯的後腳離開地面，僅以前腳支撐體重時，重力加速度會瞬間對膝蓋造成相當於體重五到六倍的負擔。此時若是當事人的體重增加三公斤，則行走時對膝蓋造成的負擔就會多出六到九公斤，下樓梯時對膝蓋造成的負擔更會多出十五至十八公斤。

相反地，只要體重減輕，對膝蓋造成的負擔自然也會隨之減少。減輕膝蓋負擔是治療膝蓋痛的重點所在，因此肥胖者若是肯減重將會對膝蓋痛非常有效。而本診所也有在指導肥胖者如何減重。

ＢＭＩ的公式體重（公斤）除以身高（公尺）的平方。譬如一位體重六十公斤，身高一五五公分的人，其ＢＭＩ值就是六十除以一・五五的平方，亦即二四・九。

國際標準則設定ＢＭＩ值高出三〇即為肥胖。

而根據某個美國的調查指出，相較於ＢＭＩ低於二五的健康者，ＢＭＩ值高於三〇的肥胖者罹患退化性膝關節炎的風險將會較前者高出七倍（＊9）。日本肥胖學會則定義ＢＭＩ值高於二五者為肥胖，而我本身則參考國際性的指標，認為當ＢＭＩ值高於三〇時再開始減重比較好。

根據研究指出，當減重的目的是治療膝蓋痛時，則只要減輕體重的5％就綽綽有餘了。而在減重時則以一個月減輕一公斤的步調為宜。

但若是不小心減去肌肉，則反而會對膝蓋痛造成負面影響。普遍而言，無論性別，人類的體脂肪量都會在年過四十五歲之後開始增加，肌肉量隨之下滑。而腿部肌肉是全身當中最先萎縮，且肌力下滑程度最為顯著的肌肉。特別是當位於大腿前側的股四頭肌萎縮時，膝蓋負擔也會隨之增加。因此若是為了減輕膝蓋痛症狀而開始減重時，重點則在於要在減少體脂肪的同時，也建立充足肌力，不能單純將減少體重視為目標。

為此我實施了一項調查，當中以二十二位罹患有退化性膝關節炎的肥胖女性做為對象，讓她們實施為期六週的減重計畫。我發現患者以步數器測量的平均步數與膝

減重與膝蓋痛的關係

對象：22 位進行減重療法的患者

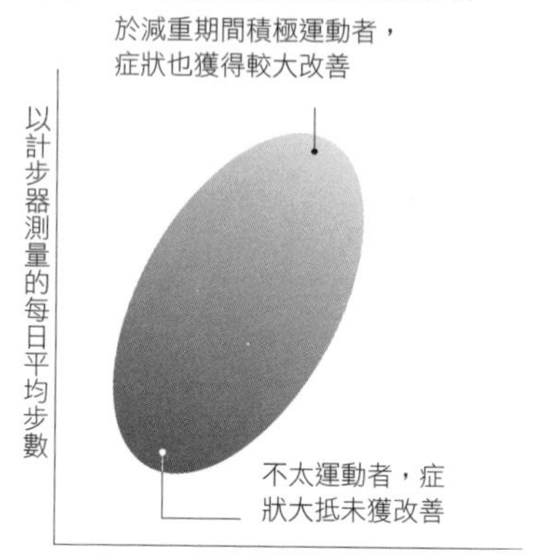

體重減少量

不成比例

並非體重減少，症狀
就會隨之獲得改善

膝關節炎病人疼痛指數的改善分數

關節炎病人疼痛指數（詳情請參考第31頁）改善分數呈正比。於減重過程中較為積極運動者，獲得改善的幅度也較大（請參考上圖、＊10）。由此可見，相較於在減重期間待在家裡不動，並減少用餐量；確實運動藉此降低體脂肪才能夠有效地改善膝蓋痛症狀。

那麼下面就讓我來介紹具體的減重方法吧。本診所在為患者記錄飲食記錄與運動記錄之的同時，也指導患者如何正確減重。方法大抵遵照岡田斗司夫先生於二〇〇七年推出的著作《別為多出來的體重抓狂——絕不復胖！筆記瘦身法》，以及深川光司醫師等人於醫學雜誌上所提倡的方法（＊11、12）。

每個人肥胖的原因都各有不同，譬如有人是因為感到心煩氣躁而大吃特吃，有人則是即便肚子已經吃到很脹，還是會身不由己地將自己喜歡的食物給吃下肚。這類因為飲食過量所導致的肥胖則稱做「因習慣所造成的肥胖」。

此外也有人宣稱自己喝水就會胖，乃至於沒吃多少東西也會胖等等，但是這些人只要住院，並且每天記錄飲食狀況，往往都會意外地發現自己吃下肚的食物著實不少。當事人心中認知與實際飲食量有落差，因此稱做「因認知落差所造成的肥胖」。

而為了矯正上述「習慣」與「認知落差」，在減重過程中配合記錄飲食與運動情形的做法相當有效。

在記錄飲食情形時，可以準備方便隨身攜帶的熱量（卡路里）紀錄表與筆、載有餐點熱量的食物熱量表等，並隨身攜帶。接下來每天都要確實記錄所攝取的飲食、攝取時間點等資訊，同時計算攝取卡路里量（請參考第１４０頁的圖表）。請各位將目標體重（公斤）乘以25做為每天總卡路里攝取量的基準。雖說如此，當事人也無須勉強減少卡路里攝取量。此時的目的在於設法防止下意識地飲食過量。只要當事人能夠意識到自己的飲食量與卡路里攝取量，自然就可以減少總卡路里攝取量了。

戶田診所透過飲食紀錄所進行的減重

例

51日目　体重　kg
8 時15分ごろ…アジの開き(100) スクランブルエッグ(120)
時　分ごろ…キムチ豆腐(90) ごはん(300)
時　分ごろ…みそ汁(50) グレープフルーツジュース(40) 660
9 時 5 分ごろ…スポーツドリンク(38)
時　分ごろ…アメ2(20)
12時59分ごろ…玄米がゆ(100) 大豆(50)
時　分ごろ…キムチ(40) 190
13時 0 分ごろ…アメ2(20)
12時59分ごろ…アメ4(40)
19時20分ごろ…やき肉(1200)
20時30分ごろ…まきのでお酒(400)
時　分ごろ… 3318
24時30分ごろ…アメ(4)54
2 時 0 分ごろ…アメ(4)54 —3426
時　分ごろ…
時　分ごろ…
時　分ごろ…
時　分ごろ…
時　分ごろ…
時　分ごろ…
時　分ごろ…
時　分ごろ…
時　分ごろ…

52日目　体重73.6kg
8 時14分ごろ…キャベツおこのみやき(570)
時　分ごろ…グレープフルーツジュース(50) みそ汁(40)
時　分ごろ…ごはん(150) つけもの(30) 780
8 時25分ごろ…スポーツドリンク(28) 808
時　分ごろ…アメ2(20)
9 時10分ごろ…アメ2(20)
12時45分ごろ…玄米がゆ(100) 大豆(50)
時　分ごろ…キムチ(40) 190 —998
12時50分ごろ…アメ2(20)—1018
15時20分ごろ…アメ2(20)—1038
16時20分ごろ…アメ2(20)—1058
19時20分ごろ…コーヒー(20) せんべい(60) マドレーヌ(40) —1078
時　分ごろ…
22時10分ごろ…ハヤシライス(940)
時　分ごろ…ポテトサラダ(180) 1020 アズキゼリー(100)
時　分ごろ… 2098
22時10分ごろ…アイスキャンディー(90)
時　分ごろ…ココア(90) —2168
2 時 0 分ごろ…アメ6(81) —2249
時　分ごろ…
時　分ごろ…
時　分ごろ…
時　分ごろ…

53日目　体重73.5kg
8 時15分ごろ…ごはん(300) 塩鮭(130)
時　分ごろ…グレープフルーツジュース(40)
時　分ごろ…卵焼き(220) みそ汁(50) 740
時　分ごろ…
9 時10分ごろ…スポーツドリンク(38)
時　分ごろ…アメ2(20) 798
12時50分ごろ…玄米がゆ(100) 大豆(50)
時　分ごろ…キムチ(40)
19時 0 分ごろ…チョコシュークリーム(250) 1248
15時30分ごろ…スポーツドリンク(25)
時　分ごろ…アメ2(20) —1293
17時10分ごろ…せんべい(50) チョコロール(40)
時　分ごろ… 1383
20時15分ごろ…ビールx2(200) とん平2/3(400)
時　分ごろ…豆乳(50) 山いもやき(100)
時　分ごろ…ギョーザ4つ(180) きゅうり(90)
時　分ごろ…おこのみやき大(400) 1570
23時 0 分ごろ…アイス(40) —2953
時　分ごろ…ココア(40)—3033
2 時 0 分ごろ…アメ3(45) —3083
時　分ごろ…
時　分ごろ… おこのみやきはやっぱり
時　分ごろ… カロリーが高い

而在記錄飲食情形之餘，也要同時記錄當天所進行的運動種類與時間。

我要求患者每週都要將記錄表黏貼於剪貼簿上，並於回診時交給我確認。我會在得到減重效果時誇獎患者，在減重效果不彰時鼓勵患者。只要能夠持之以恆地進行此方法達三個月，相信一定能夠減輕三至四公斤的體重，膝蓋也隨之變得輕盈無負擔。

養成勤加記錄的習慣，這或許可說是最為輕鬆，且效果最為優異的減重法呢。

接下來我要傳授各位幫助打造幹勁，進而持之以恆地減重的訣竅。首先各位要找到與自己一起減重的夥伴。只要擁有與自己在同一時期開始減重的夥伴，彼此就可以提出各自的減重目標，並且相互傾訴減重體驗、給予對方鼓勵等，進而產生積極減重的意欲。

還有就是當發現自己的減重略有成效時，則要好好地讓旁人誇獎自己，就像是我給予患者誇獎一樣。所以當事人要於每週的同一天使用體脂計來測量體脂率，並向親朋好友、一起減重的夥伴報告自己所記錄的結果。在體重與體脂率降低時，就要好好地讓旁人誇獎自己。若是可以被親近的人誇獎，也就可以長期維持幹勁了；反之當體重與體脂率不減反增時，親近的人只要能夠好好給予鼓勵，就可以讓當事人繼續努力，不致因此鬆懈。獨自一人面對減肥時，當事人往往會容易感到挫敗，但是只要能夠獲得來自旁人的鼓勵，當事人就得以重振旗鼓，決心繼續努力。

沒甚麼好隱瞞的，身高一六三公分的我也曾經因為暴飲暴食，而讓體重在某段時期暴增至七四．七公斤。當時我雖然並未出現膝關節疼痛的症狀，但是糖化血色素（HbA1c）這個用來測量糖尿病的檢查數值卻一度飆高到7．7%（標準值為6．2%以下）。我想自己再這樣下去可就要成為一位不健康的醫師了，於是也開始親身實踐平時指導患者的減重法。我每天會記錄飲食情形，並配合實踐在早上慢跑二十分鐘、在午休時踩飛輪二十分鐘等運動。

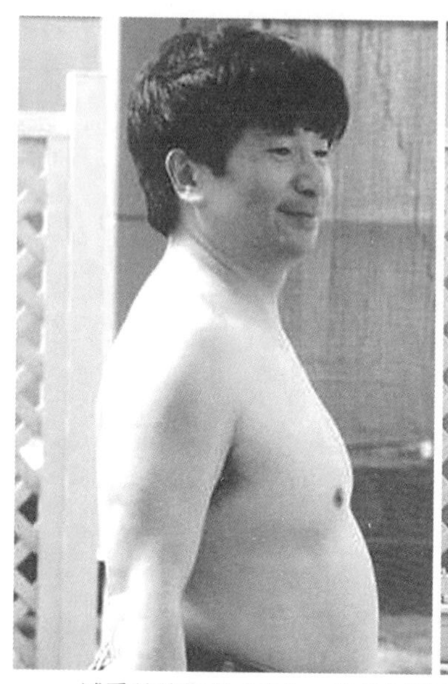
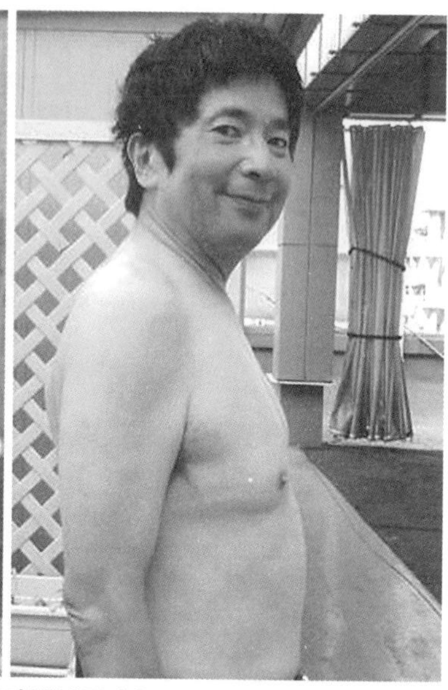

減重前的作者（左）。花 6 個月時間減重 6.2 公斤的作者（右）

結果我的體重在六個月後減輕了六．二公斤，來到了六八．五公斤；體脂率則從原本的34．3％降低至28％，足足減少了6．3％；糖化血色素的數值也降低至6．1％，再次回到標準值內。

相反地，在六個月之後，我的肌肉量則從減重前的四六．四公斤，增加〇．二公斤來到了四六．六公斤。慢跑與踩飛輪確實起到了運動效果，讓我成功在降低體重與體脂率之餘，沒有同時讓肌肉量減少（請參考上頁圖片）。

也多虧自己曾經親身體驗減重的痛苦，因此我對患者的心情也能夠感同身受，進而給予對方更值得信賴的減重指導。除此之外，我更發現自己在成功減重的同時，心靈也變得更輕盈無負擔了。希望從今而後，我也能夠持續親自協助患者減重。

第4章的重點歸納

●注射玻尿酸的方法各種各樣，而為了在注射時正確，且不讓患者感到多餘疼痛，應盡可能使用口徑較小的針頭，並在注射時配合以超音波儀器進行確認，此做法相當有效。

●膝蓋痛症狀劇烈時，有時也會為患者注射類固醇。以每半年一次的頻率對肌肉與韌帶注射類固醇時，造成副作用的風險較低。

●患有退化性膝關節炎，且ＢＭＩ值高於三〇的肥胖者應該以每個月一公斤的步調減重。

●勤加記錄飲食情形，就可以避免吃下多餘食物，進而容易減重成功。

第5章

親身經歷！自行治好膝蓋痛的症狀

最後一步就是持之以恆地進行自己喜歡的運動

在進行第二章所介紹的六種肌力訓練，並以家用體重計測量肌力，進而實際感受到肌肉的成長之後，則應該要在運動療法當中放入自己喜歡的運動項目，藉此在持續進行運動療法的過程裡保持心情愉悅。

此時也可以再次拾起自己做為興趣從事，但是因為膝蓋痛而必須割捨的運動項目。這類自己有興趣的運動項目較容易持之以恆，因此可以做為運動療法的一環對效果起到正面助益。除此之外，只要確實建立負責伸展腿部的肌力，就可以開始實踐過去肌力不夠時會對膝蓋造成負擔的健走。希望各位都可以找到適合自己，且能夠輕鬆持之以恆的運動項目，藉此努力維持腿部肌力。

本章整理了四位退化性膝關節炎患者的經驗談，他們都成功地克服退化性膝關節炎的疼痛，並且從事各自喜歡的運動項目，每天都過得輕鬆愉快、舒適自在。

我曾因為摔倒而傷到韌帶與半月板，但是現在已經幾乎與膝蓋痛無緣，同時更改善了O型腿的毛病

大谷和子（主婦・七十一歲）

受到溜冰選手高橋大輔先生鼓舞，進而開始復健

從二〇〇八年起，我的右膝開始出現疼痛症狀。在前往整型外科並拍攝X光片之後，該院醫師指出由於年齡關係，我的右膝骨骼空隙已經變窄。當時該院醫師也為我進行了玻尿酸關節注射，但是對此我只留有「好痛啊！」的印象。所幸我的膝蓋痛症狀並未過於嚴重，還不至於造成日常生活障礙。因此之後有一段時間我都未曾前往醫院回診，只使用吹風機對右膝吹送溫暖的熱風，藉此舒緩疼痛。

但是好景不常，一年後我在走路時不小心絆到地面落差，大大地摔了一跤，並因此傷到了右膝的內側側腹韌帶與半月板。但是我仍然拒絕接受手術治療，也不肯住院。理由則在於我知道自己也上了歲數，因此相當擔心若是手術以失敗告終，導致

從此不良於行那可該如何是好。

為了設法讓傷勢自行康復，於是我開始拼命進行復健（功能恢復訓練）。也剛好在同一時期，我在電視上看到花式溜冰選手高橋大輔先生努力進行復健，進而擺脫膝蓋傷勢，重新東山再起的故事，因此備受激勵。在該故事的鼓舞下，我奮發向上地進行復健，於是得以在四個月後再次返回工作崗位。但是我的膝蓋痛症狀可沒有從此就痊癒了。

❖在進行肌力訓練後，膝蓋痛症狀就不著痕跡地在隔天早上痊癒了

我與戶田佳孝醫師邂逅於二〇一〇年四月，當時我為了檢查胃部功能而前往某一家醫院就診，並恰巧翻閱到一本當中有戶田醫師相關介紹的雜誌。以此為契機，我試著搜尋戶田風濕科診所的位置，結果發現從我家騎腳踏車只要二十分鐘車程。抱持著希望設法治好膝蓋痛的想法，於是我決定前往該診所就診。

令人驚訝地，在接受來自戶田醫師的玻尿酸關節注射時，我完全不會感到疼痛。或許這是因為他在為我注射時，也配合使用超音波儀器進行確認的緣故吧。不僅如

此，在接受為期五週，每週一次的注射療程之後，我的膝蓋痛症狀幾乎已經煙消雲散。明明昨天下車站的樓梯時，膝蓋仍會感到疼痛，但是隔天卻已經可以輕而易舉地下樓梯。當我在車站意識到這件事情時，我不由得驚叫出聲，這真是令人難以置信呢。

而在自己曾經受傷的經驗當中，我也體認到患者自行努力的重要性，因此總是努力不懈地進行戶田醫師所教授的肌力訓練。

每天搭車通勤時，我都會進行二十分鐘的坐姿抬腿膝蓋伸展運動（詳情請參考第46頁），並在用完晚餐之後，邊看電視邊進行該運動。特別若是於彎曲膝蓋時感到不對勁與疼痛，我就會於睡前進行該運動，這麼做症狀就會不著痕跡地在隔天早上痊癒了。

除此之外，戶田醫師也指出我有O型腿的毛病，因此我也相當熱衷地從事在兩腿間放置枕頭，並用力夾緊的運動（詳情請參考第52頁）。如此一來，我的O型腿也逐漸獲得改善。在剛進入二〇一三年時，對此我終於確實產生了自覺。以前雙腿併攏站立時，我的大腿之間總是會留有空隙，但是在該年已經可以確實貼緊，此外小腿之間的空隙也變窄了。而在該年夏天，我的小腿已經變得筆直，小腿之間的空隙

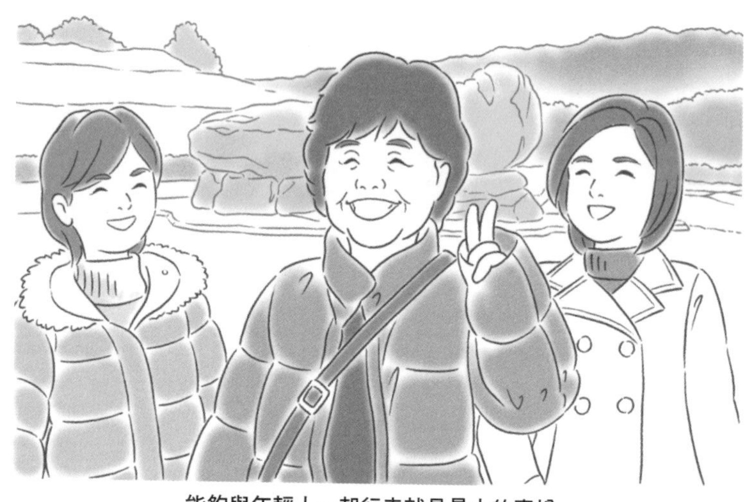

能夠與年輕人一起行走就是最大的喜悅

也幾乎消失。

除了肌力訓練以外，我從二〇一一年起也會每天健走達四十分鐘以上。而在該年的冬天到隔年二〇一二年的秋季為止，我也會每天前往游泳池進行水中健走。多虧於此，我的體重成功減少了三公斤。

努力的成果讓我的膝蓋痛煙消雲散，雖說天氣太冷時有時膝蓋痛仍會復發，因此仍需視症狀前往診所接受玻尿酸關節注射，但是每年也頂多去個一、兩次就綽綽有餘了。而在二〇一三年的夏天，我即便進到冷氣調到很涼的房間當中，也未曾感到膝蓋痛過。

我原本就有登山的興趣，因此在擺脫了膝蓋痛之後，我也開始會再次前往家附近的山區郊遊，或是與孫子一起去滑雪等等。而工作到六十八歲屆齡退休之後，以前公司的同事們每個月仍會約我一起出遊，對我來說，這同樣是小小的樂趣。譬如前陣子我們一群人就相約前往奈良飛鳥地區散心。活到這把歲數，還能夠與年紀小自己三十歲左右的年輕人一起出遊，實在是令人歡喜不已呢。

而在友人的介紹下，我也再次以年逾七十的高齡再次全心投入工作，現在我每週都會上個幾天班。

我的目標則是在今後也能繼續以自己的雙腿出遊、上班等。

戶田醫師的話

大谷女士最大的癥結點在於O型腿。當時在為她拍攝X光片之後，我發現她的「股骨脛骨夾角」為一八〇度，雖說僅比正常日本人的腿部多出六度，但是已經可以明顯看出她有O型腿的毛病。

大谷小姐之所以會看起來呈現O型腿，原因乃是出在其大腿內側的「內收肌」萎縮。

雖說骨骼變形所導致的O型腿難以治癒，但是只要勤加鍛鍊肌肉，就可以治好因肌肉萎縮所導致的O型腿。因此在「戶田保健法」的六種肌力訓練當中，我選擇讓大谷女士重點式地進行幫助鍛鍊內收肌的運動。結果在一年後，她不僅大腿內側的空隙消失，O型腿也獲得改善。而這完全可說是她本身努力的成果。

而在注射玻尿酸時，我則使用迴轉式針筒與25G的針頭（詳情請參考第132頁），藉此消除注射所造成的疼痛，並舒緩她對注射所抱持的恐懼。

健走、滑雪、郊遊、登山等大谷女士的興趣都需要用到腿，因此她之後也應該要確實鍛鍊腿部肌肉，藉此減輕膝蓋負擔之後再進行上述休閒活動，這點相當重要。

我花費九個月的時間擺脫導致難以上下樓的膝蓋痛，因此得以繼續打自己視為人生志趣的高爾夫球

中川桂子（主婦．六十六歲）

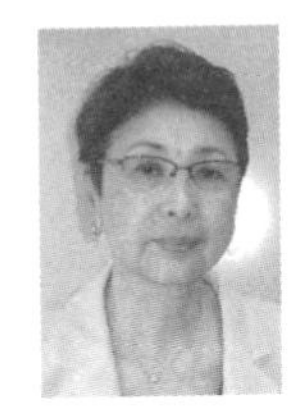

只能夠設法與疼痛和平共處

我從年輕時期起就很喜歡運動，一路打壘球打到了三十五歲左右，並在四十歲之後開始打高爾夫球。我發現高爾夫球能夠在自然環境中活動身體，並且夫妻倆一起同樂，著實魅力十足，因此才開始從事高爾夫球運動。結果我在過程中完全愛上了打高爾夫球，時至今日高爾夫球已經可說是我人生的中心了。

因此每次我只要稍微絆到腳，就會默默擔心自己會因為受傷而不能打高爾夫球。此外當我感到身體稍顯沉重倦怠時，只要去打高爾夫球就可以再次恢復活力。也因為我希望能夠將高爾夫球打得更好，因此也養成了積極樂觀的生活態度。高爾夫球已然成為了我的人生，這種說法並不為過。

但是自二〇〇七年起，我開始感到左膝疼痛。有時在高爾夫球場行走，或是為了搭乘高爾夫球車而單腳抬起時，我的左膝都會出現疼痛症狀。

而在前往整型外科就診之後，醫師指出我罹患了「退化性膝關節炎」，並且表示從今以後我只能夠設法與疼痛和平共處。除此之外，我也陸陸續續跑了好幾家醫院就診，但是大部份醫師都建議我戒掉打高爾夫球的習慣。唯有一家位於我家附近的醫院的整型外科醫師表示，與其因為勉強戒掉嗜好而產生壓力，還不如繼續維持該習慣。

仗著該醫師的說法，於是我也繼續從事高爾夫球運動。而當時我在醫院所接受的治療則只有貼藥布、抽除膝蓋積水等。因此想當然爾，我的膝蓋痛症狀遲遲未獲改善，症狀更在不久之後繼續加重，以致我在俱樂部上下樓梯時都必須要扶著扶手才行。而對我來說，下樓梯時的疼痛更為嚴重。

由於聽聞營養補給品對「膝蓋有益」，因此我也從善如流地開始服用這類產品。但是效果卻遲遲未出現，僅是徒然耗費金錢罷了。於是最後我就停止服用這類產品了，而時至今日，我家仍囤積有大量於當時購入的營養補給品。

妳最近走路時腳都不會拖地了耶

之後我搬家到大阪，並在高爾夫球球友的介紹下前往位於吹田市的戶田風濕科診所看診。這是二〇一二年七月底的事。院長戶田佳孝醫師為我進行了玻尿酸關節注射，療程每次為期五週，每週注射一次。而在單次療程結束之後，則於間隔兩個月後再次進行同一療程。

除此之外，他也建議我使用纏繞式護膝，因此之後我都會在打高爾夫時使用該類型的護膝。在冬天，有時我會因為寒冷而導致膝蓋不易活動，此時我則會將黏貼式暖暖包貼在護膝上。

不僅如此，他也建議我鍛鍊負責支撐膝蓋的肌肉，並傳授我相關的肌力訓練方法。我最常進行的則是坐姿抬腿膝蓋伸展運動（詳情請參考第46頁），每次在進行此動作時，我還會在腳踝綁上五百公克的荷重物。這類荷重物則可於運動用品店等處購得。我選購的則是以魔鬼氈固定的類型。

之後在進行雙手扶牆站立，向後屈膝的肌力訓練時，我也會在腳踝綁上相同的荷重物（詳情請參考第48頁）。在家裡進行上述肌力訓練時，我並不會特別設定次數，

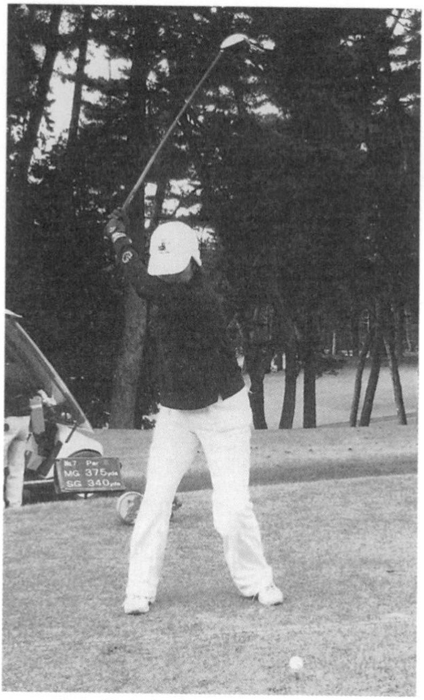

而是會於空閒時，邊看電視邊進行，藉此善用空閒時間。在月台等車時，我也會進行抬起、放下腳踵的運動；搭電車時我則會進行採坐姿抬起、放下腳踝的運動（詳情皆請參考第50頁）。

專心投入於高爾夫球的中川女士

在開始進行肌力訓練達九個月左右時，我已經可以順暢地上下樓梯，無須藉助扶手了。以前我在車站搭車時一定都會尋找電扶梯的蹤影，現在則完全沒有必要找甚麼電扶梯了。

而在一年之後，某次我的高爾夫球球友突然對我表示：「妳最近走路的時候腳都不會拖地了耶。」這可是讓我嚇了一跳，畢竟過去我可從來不覺得自己會在走路時腳拖地啊。語畢，對方又繼續對我表示：「還有妳最近也不會常常喊膝蓋痛了。」看樣子我似乎有好一陣子都強撐著繼續打高爾夫球，以致讓周遭的球友產生了上述的印象。

現在我雖然不會像是過去一樣接連好幾天去打高爾夫球，但是每週至少都會去打個一到兩次高爾夫球。我希望自己還可以從事高爾夫球運動好長一段時間，因此當發現自己能夠在走路時腳不會拖地，且自由活動，無須意識到膝蓋痛的症狀時，我不禁感激莫名。

戶田醫師教授我的諸般方法都是至今為止其他醫院未曾教導過我的療法。而玻尿酸注射療法更是具有立竿見影的效果。但是我認為光是單方面地接受來自醫師的治療並不足夠，我想之所以自己現在能夠一如往常地享受打高爾夫球的樂趣，是因為我配合使用纏繞式護膝與進行肌力訓練。此外我也養成至健身房運動的習慣，進而瘦了五公斤左右，這或許也對膝蓋產生了正面助益。

對我來說，不能打高爾夫球無異於人生終結。而現在我不僅可以繼續從事高爾夫球運動，更擺脫了膝蓋痛的症狀，因此我訂下了在打高爾夫球時降低差點的目標，進而使自己變得更加充滿幹勁。

戶田醫師的話

在中川女士剛來就診時，她的膝關節炎病人疼痛指數（詳情請參考第31頁）為十一分，被分類為「極重症」，但是也因為她從年輕時就長年維持有運動習慣，因此在透過家用體重計測量其肌力之後，我發現她伸展腿部的肌力高達十五．三公斤。這已經相當於沒有膝蓋痛症狀之五十歲男性的肌力了（詳情請參考第68頁）。

於是我建議她在打高爾夫球時使用纏繞式護膝，因為使用纏繞式護膝可以讓她將意識放在膝蓋上，進而注意避免擺出會造成疼痛的姿勢。除此之外，我也對她進行玻尿酸關節注射。玻尿酸就像是膝蓋的潤滑油，能夠幫助改善關節活動，就像是為鏈條缺油的自行車上油一樣。

在上述努力的相輔相成之下，中川女士的膝蓋痛症狀獲得減輕，進行肌力訓練與在健身房運動的過程也變得更加順利，因此建立起了更加優異的肌力。做為附加效果，其體重也跟著降低，讓膝蓋負擔變得更輕。

與其勉強戒掉自己喜歡的運動，以致產生壓力，還不如以再次從事、持續從事自己喜歡的運動做為目標。希望中川女士從今以後也能夠持之以恆地實踐戶田保健法。

原本貼藥膏跟電療都無法治好我的膝蓋痛，但是我卻花上了一個月就幾乎擺脫膝蓋痛症狀，並成功登上馬特洪峰與白朗峰

石井隆男（無業・七十三歲）

每三天爬一次山

登山是我的興趣。我原本就很喜歡親近大自然，健行對我來說宛如家常便飯。而以屆齡退休為契機，我在友人的介紹下前往登山學校進修，並且以六十二歲的高齡開始正式接觸登山運動。

我在登山學校扎實的教學下勤加練習，因此能夠更加安全地從事登山運動，當發現自己開始能夠登上在過去無法前往的山區時，樂趣也隨之加大。於是我徹底愛上了登山，每三天就會爬一次自家附近的山，每年也會挑戰一至兩次三千公尺級的高山。

但是時值二〇〇六年，在我開始從事登山運動約四年時，每當我在山區行走，右

膝就會隱隱作痛。每當出現疼痛症狀時，我就會暫時停下腳步，並進行伸展運動以拉伸膝蓋內側。但是隨著症狀加劇，我在途中休息的頻率也逐漸變高，由於變得只能夠緩步行走，因此自然也只能減少前往山區的次數了。

而在前往自家附近的醫院看診之後，對方要嘛為我貼藥布，要嘛要我接受電療，但是往往都只能獲得短時間的效果，改善幅度較小。

之後我於二〇〇七年七月左右開始前往由戶田佳孝擔任院長的戶田風濕科診所看診，同樣有膝蓋痛的內子在我之前就已經於該診所就診，當時我因為自己的膝蓋痛症狀加劇，因此也抱著姑且一試的心態前往該診所就診。

在前往該診所之後，戶田醫師先為我進行了玻尿酸關節注射。玻尿酸關節注射療程為期五週，每週注射一次。當時我的左膝也開始隱隱作痛，因此每次戶田醫師都會同時為我注射雙膝。而每次注射我都會感到疼痛似乎稍微獲得舒緩。

此外戶田醫師也建議我使用纏繞式護膝與矯正鞋墊（腳底板），因此每次我只要之後須行走一小時以上時，就會使用這些輔具。在使用護膝與矯正鞋墊之後，我都會感覺自己的膝蓋痛症狀減少了幾分。

而戶田醫師更傳授了我幫助改善膝蓋痛症狀的肌力訓練，於是之後我每天都會實踐坐姿抬腿膝蓋伸展運動與踮腳尖運動（詳情請參考第46、50頁），我以四十次做為進行上述運動時的標準次數，在進行坐姿抬腿運動的時候還會配合使用五百公克的荷重物。進行肌力訓練的時間則是早上起床後吃早餐之前。除此之外，我也會在白天從事打電腦等休閒活動時，進行坐姿腳尖朝上彎曲腳踝運動（詳情請參考第50頁）。

在持之以恆地進行上述肌力訓練的過程當中，我的膝蓋痛症狀逐漸獲得舒緩，在一個月之後疼痛症狀就幾乎消失無蹤。隔年八月，我即便背負沉重的裝備登山，膝蓋也不再感到難以承受。從此我得以用每三天一次的頻率登山，更在隔年八月成功登上馬特洪峰與白朗峰。

在膝蓋形成凸起的肌肉！

現在我仍以每半年一次的頻率接受玻尿酸關節注射。由於左膝已經完全康復，因此僅須對右膝進行注射。而每次前往登山時，我一定都會使用纏繞式護膝與矯正鞋墊。

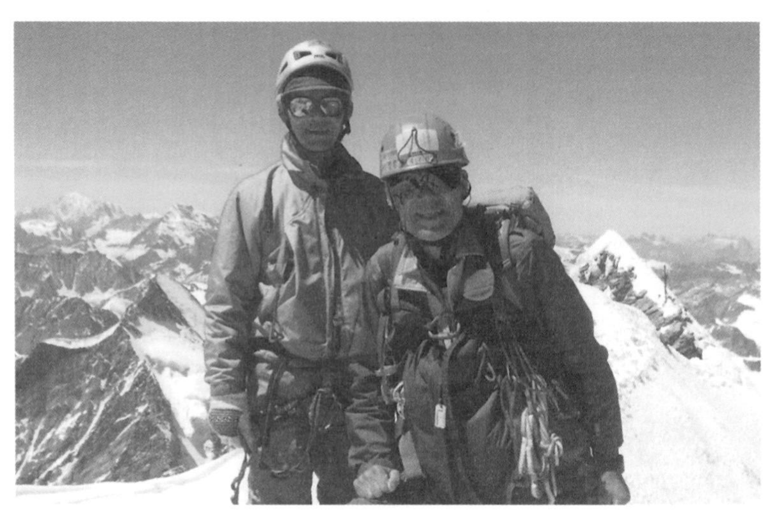

站在馬特洪峰峰頂的石井先生（圖右）

時值二〇一三年初，我拜讀了戶田醫師的著作《九成的膝蓋痛都會自己好》（中經出版）（＊1），因此增加了肌力訓練的種類。新加入的運動有在腳踝綁上重物，採站姿將膝蓋向後彎曲的運動、仰躺伸直雙腳，雙膝夾住小球的運動、採臥姿在膝蓋纏繞彈力帶並開腿的運動（詳情請參考第48、52頁）。即便加上前面所提到的運動，這幾種運動進行下來每次也僅須花費約三十分鐘。在吃早餐前活動身體，早餐吃起來更是變得美味可口。

而勤加練習也獲得了效果。最近我只要坐在椅子上，並且雙膝用力，就可以發現膝蓋浮現出凸起的肌肉。有的時候登山時必須以雙手雙腳推山壁，藉此爬上山谷，而由於我已經建立起如此強健的肌肉，因此即便是面對上述的險峻山路也能夠安全而輕鬆地攀登而上。

時值二〇一三年夏天，我與山友們從北岳入山，一路經過了間之岳、農鳥岳的白峰三山，並約花費三天時間縱走了海拔三千兩百公尺的尾根。由於在征途中我也為力氣較弱的山友負擔部分裝備，因此最後我的裝備重達二十五公斤。但是即便如此，我仍然成功抵達終點，過程中並未出現膝蓋痛的情形。

一旦有身體疼痛、體況不佳等情形，在登山時就必須時刻抱持不安，以致登山的樂趣減半。因此當我能夠將所有注意力都放在盡享自然景致上，無須備感不安時，心裡不禁感到快意不已。

近年來有越來越多年約六、七十歲，並未扎實接受訓練，就開始從事登山運動的登山者，今後我希望自己能夠給予他們協助，讓他們能夠在安全的前提下享受登山樂趣。因此我也希望能夠多加注意自己全身的健康管理，包含膝蓋在內。

戶田醫師的話

石井先生甫來院就診時的膝關節炎病人疼痛指數（詳情請參考第31頁）為兩分，被分類為輕度。但是其位於大腿前側的股四頭肌出現萎縮情形，這是最大的問題。

因此在進行玻尿酸關節注射之餘，我也建議他重點式地實踐第46頁所介紹的運動以鍛鍊股四頭肌。而除了該運動以外，石井先生也積極從事「戶田保健法」所介紹的其他五種運動，藉此建立充足肌力，成功返回登山運動的懷抱。因此我想他在之後也進一步地鍛鍊自身肌肉，大腿因此形成了強健凸起的肌肉。我認為年過七十仍能夠享受登山樂趣是相當值得欽佩的一件事。

由於下山的路段對膝蓋造成的負擔最大，因此這時應該縮小步伐，讓落差降至最低限度。而為了避免肌力下滑，持之以恆地鍛鍊股四頭肌一事自然也相當重要。

除此之外，登山運動本身也能夠幫助鍛鍊與膝蓋動作有關的肌肉，因此只要效法石井先生，先透過六種肌力訓練建立充足肌力再開始登山，就能夠幫助有效治療退化性膝關節炎。

原本雙膝都出現像是膝蓋骨互相摩擦的劇痛，但是花費半年的時間之後，得以成功擺脫劇痛症狀，也不會在行走時跌倒了

藤森英子（主婦．八十一歲）

在有膝蓋痛的情況下運動相當痛苦

從二〇〇五年起，我在走路時常常會感到雙膝疼痛，且跌倒的頻率越發頻繁。特別是我無法在下坡時停止腳步，為此身旁的友人總是會不可思議地表示：「為什麼妳無法停止腳步呢？」而在早上剛起床，腳踏實地的瞬間，有時我也會感到膝蓋骨相互摩擦，因此產生劇痛。此外也曾經在路上行走時跌倒，因此導致肩膀脫臼。即便想要設法透過貼藥布舒緩疼痛，膝蓋皮膚也會過敏發炎，在束手無策的情況下，我造訪了距離自家步行約十分鐘距離的戶田風濕科診所。

而院長戶田佳孝醫師則表示，之所以我常常會跌倒，是因為大腿肌肉衰退的緣故。因此他在每週為我進行一次玻尿酸關節注射之餘，同時也教導我幾種幫助鍛鍊

肌肉的運動。

雖然我馬上就付諸行動，但是在膝蓋痛的時候運動著實相當痛苦，因此即便努力嘗試，我仍然因為感到疼痛而打退堂鼓。這導致我遲遲難以練出肌肉。

時光匆匆，我已經接受了五次玻尿酸膝蓋注射，膝蓋痛的症狀也因此大幅改善。此外我也從善如流地遵照戶田醫師的建議使用纏繞式護膝，如此一來就得以每週去打三次我從六十歲就開始接觸的地面高爾夫（ground golf）。於是我認為大概可以暫時安心了，但是容易摔倒的毛病仍然遲遲未獲改善。

只有藤森女士您自己可以治好膝蓋

時值二〇一二年五月，事態終於急轉直下。某天我突然在家裡膝蓋一軟，並跌倒在地，導致肩膀複雜性骨折。

於是我經歷了長達三週的住院臥床生活。當然也無法去打自己引以為樂的地面高爾夫了。原本我是個喜歡常往外跑的人，只要沒有充分活動身體就會導致睡眠品質變差，住院期間也食慾頓失，住院前一六〇公分的身高配上六十二公斤的體重，住院後體重竟一路跌至四十三公斤。

對此情況戶田醫師與月村規子物理治療師則表示：「只有藤森女士您自己可以治好膝蓋，如果不建立充足的肌肉，症狀也將無法獲得改善。」多虧他們一語驚醒夢中人，我心隨意轉，從二〇一二年九月開始定期前往診所復健，並努力進行肌力訓練。

我每週會前往診所進行復健運動療法，每次會進行六種肌力訓練個二十次，而在鍛鍊大腿後側的膝屈肌群，以及負責抬起腳踝的脛骨前肌時，我會額外綁上五百公克的荷重物（詳情請參考第48、50頁）。此外我也會在自家看電視時進行坐姿抬腿伸展膝蓋運動（詳情請參考第46頁），以及將裝有水五百毫升的寶特瓶綁在腿上，向後彎曲膝蓋的運動等。

除此之外，我的體重在住院前為六十二公斤，對此戶田醫師則表示：「這樣子會對膝蓋造成負擔，還是再瘦一點比較好。」之後我的體重難得因為住院而降低，因此我開始留意飲食攝取量，藉此避免體重近恢復舊觀。戶田醫師也教導我使用兒童碗用餐，如此一來就能夠在減少飲食攝取量的同時獲得滿足，而我也從善如流地實踐該方法。

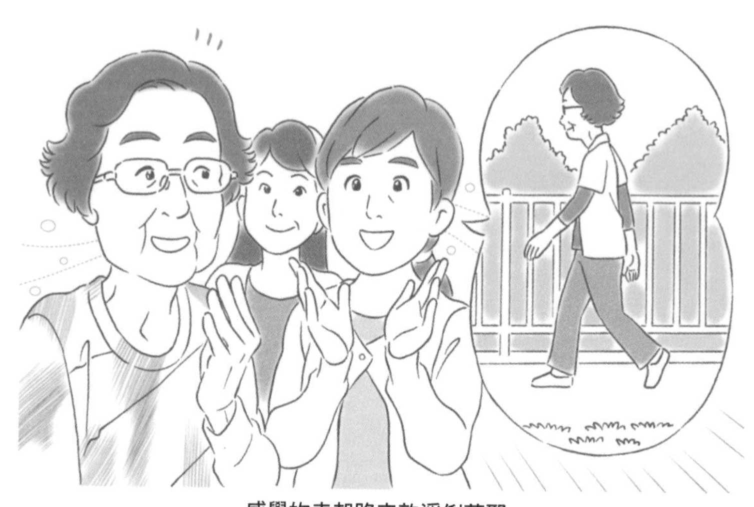

感覺妳走起路來乾淨俐落耶

時值二〇一三年的春天，在開始運動與限制飲食約半年後，我終於實際感受到努力的成果。過去我每週都須注射一次玻尿酸，否則膝蓋就會開始疼痛。但有一次我因為感覺膝蓋狀態不錯，似乎不用注射玻尿酸也沒問題，因此就暫停玻尿酸膝蓋注射一次，結果接下來的一週我也未曾出現膝蓋痛的症狀。於是從此我開始改成每兩週接受一次玻尿酸注射。之後每天早上我都能夠輕而易舉地從床上起身，白天也能夠輕鬆活動，更幾乎不會跌倒了。

而睽違一年，我也在二〇一三年的七月再次回歸地面高爾夫的懷抱。原本我因為久未接觸該運動，因此打算打個一局就好了，但是開始打球之後實在是太開心了，結果還是輕易跟完兩局比賽。而明明運動了共計約一小時，我的膝蓋卻沒出現任何問題。當天我酣然入夢，並實際感受到活動身體的舒適暢快。

我發現自己的身體變得比六字頭時還要舒適，有種返老還童的感受。前幾天我與老朋友不期而遇，對方更跟我表示：「感覺妳走起路來乾淨俐落耶。」過去遭到膝蓋痛症狀纏身時，每次跟朋友去旅行光是要跟上對方腳步就煞費力氣，因此難以盡興而歸。現在我的膝蓋痛症狀已經煙消雲散，所以從今而後我希望能夠再去旅行，藉此充分享受旅行的樂趣。除此之外，我也很喜歡與朋友出外用餐、喝茶等，因此接下來我也會持之以恆地進行肌力訓練，以便能夠繼續享受打地面高爾夫、與朋友外出等人間樂事。

戶田醫師的話

甫前來本醫院就診的時候，藤森女士以家用體重計測得的腿部伸展肌力僅為七．一公斤。而誠如本書第68頁所載，七字頭罹患退化性膝關節炎的女性之肌力下限值為六．九公斤，藤森女士的肌力已經逼近該數值，可說是處於肌力衰退程度頗嚴重的狀態。

但是在勤加前來本診所復健，並進行六種肌力訓練達三個月之後，其腿部伸展肌力增加至一〇・二公斤。獨自一人很難持之以恆地進行肌力訓練，但是採團體練習就可以讓患者產生「大家都在努力，所以我也要好好加油！」的念頭。也多虧其效果，讓藤森女士得以熱衷於進行肌力訓練，因此成功的令肌力提升。

骨折而導致住院，這是藤森女士改變想法的契機所在。僅僅住院三週，並躺在床上靜養，她的肌力就明顯下滑許多。而下半身的肌力下滑幅度又比上半身更為嚴重，負責伸展關節的肌力下滑幅度也大於負責彎曲關節的肌力。也就是說，負責伸展膝關節的股四頭肌之肌力特別容易下滑，因此一旦臥床不起，就有令退化性膝關節炎進一步惡化的疑慮。我們可以說藤森女士因為受傷而改變想法，進而於出院後勤加進行肌力訓練一事奏功。

結語

患者真正需要的醫療行為是甚麼呢？我認為答案是從所抱持的疼痛與身體不適中獲得解脫。而或許建立讓患者能夠安心接受治療，進而擺脫病痛的環境也是答案之一。

近年來，醫學發展的成績相當亮眼。但是獲得發展的都是所謂尖端醫療科技，因此即便是能夠適用健保的醫療項目，仍會對患者造成沉重的經濟負擔。不僅如此，日本的經濟成長趨緩，且逐漸迎來高齡化社會，若是讓多達三千零八十萬名的退化性膝關節炎患者全數接受軟骨移植等尖端醫療行為，則日本的健保馬上就會瀕臨破產。

因此醫學界構思出一套「混合診療制度」，患者必須自費負擔價位較高的治療行為，健保並不給付。但是患者的經濟負擔將會越來越大，更有可能衍生出只有富裕階層得以接受頂級醫療服務的醫療貧富差距。如此一來大家都無法平等而安心地接受醫療服務了。

因此為了實現對患者有益的醫療行為，醫學界研究並發展了一套價格低廉，且簡便而有效的療法。

而大學與大型醫療機構所進行的研究往往都會偏向以重症患者做為對象的尖端療法。現代醫療著實拯救了為數眾多的患者，因此這類研究自然也相當重要。但是在另一方面，我所進行的傳統療法，譬如運動療法、矯正鞋墊（腳底板）等療法也都具有優異效果，且兼具經濟實惠，不會對患者造成負擔。因此也必須要有醫師來研究如何以更加良好的形式提供這類醫療行為給患者。

我認為若是想要實現眾人平等的醫療環境，並回應所有患者的願望，醫師就必須積極地根據各自立場研究諸般對患者有益的醫療行為。

我並非抱持「不可以進行手術治療」的想法。我也知道有許多患者因為裝設人工膝關節而得以獲得更加良好的生活品質。但是運動、減重等患者本身的努力將可以在退化性膝關節炎的治療上發揮極大效果。我也相信只要善加利用纏繞式護膝、矯正鞋墊、玻尿酸注射等做為輔助，就可以治好高達97・3％的膝蓋痛症狀，無須動手術。為了告訴大眾這件事情，因此著筆本書。

在選擇療法時，患者應該多加詢問其他醫師的意見，並自行收集各種資訊等，不應全盤聽信某位醫師的說法。而患者也應該設法透過自身的努力來治好退化性膝關節炎。為此我也已研究、實踐保守療法達多年時間，以扮演好從旁給予患者協助的角色。相信唯有醫師與患者互助合作，才能夠真正實現讓雙方都能夠欣然接受的醫療行為。

最後也感謝撥冗閱讀本書的各位讀者。

作者　戶田佳孝

参考文献

前言

1　吉村典子：日整会誌　81：17 - 21、2007

2　人工関節ライフ、http://kansetsu-life.com/comm_deta/7_02.htm

第1章

1　戸田佳孝：日臨整誌　36：453 - 458、2011

2　Lequesne MG: Scand J Rheumatol 65: 85-89., 1987

第2章

1　朝日新聞、2013年8月13日夕刊

2　木村みさか：体力科学40：455 - 464、1991

3　White DK: Arch Phys Med Rehabil. pii: S0003-9993 (12) 01202-6, 2012

4　戸田佳孝：日医雑誌、131巻、947 - 952、2004

5 大森豪：図解中高年の「ひざの痛み」、保健同人社、２００７

6 Skou ST: Dan Med J. 59: A4554, 2012.

7 Bini RR: Phys Ther Sport. 14: 23-27, 2013

8 黒澤尚：日整会誌、79：７９３-８０５、２００５

9 戸田佳孝ほか：日関外誌 22：３、２００３

10 縄田厚：運動、物理療法 19：２７９-２８４、２００８

11 戸田佳孝：臨床整型外科 48：67-71、２０１３

12 戸田佳孝：日本医事新報 ４６３：37-39、２０１３

13 戸田佳孝：運動、物理療法 23：３０８-３１３、２０１２

14 厚生労働省保健医療局：平成22年版国民栄養の現状：第1出版、２０１１

15 Dahaghin S, Arthritis Care Res. 61: 1337–1342, 2009

16 Barbat-Artigas S: J Gerontol A Biol Sci Med Sci. 68: 811–819, 2012

17 厚生労働省：平成22年国民生活基礎調査の概況
http://www.mhlw.go.jp/toukei/saikin/hw/k-tyosa/k-tyosa10/

18 戸田佳孝：整型外科 62：１０６４-１０６８、２０１１

19　戸田佳孝：MBO Orthop 22：２５６-２６２、２００９
20　戸田佳孝：臨整外　47：５９７-６０２、２０１２
21　戸田佳孝：整型外科　64：５１５-５１９、２０１３
22　山本美幸：理学療法科学　19：２８１-２８４、２００４
23　浅井淳：補装具の種目、受託報酬の額等に関する基準、日本義肢協会、２０１２
24　Hinman RS,: BMC Musculoskelet Disorder. 10: 146, 2009
25　Bennell KL: BMJ. 18; 342: DISC2912:, 2011.
26　戸田佳孝：臨床整型外科　48：９１３-９１８、２０１３
27　厚生労働省：法律第百六十八号、戦傷病者特別援護法（昭和三十八年八月三日発布）
28　Toda Y: J Rheumatol 28: 2705–2710, 2001
29　Toda Y: J Rheumatol 29: 541–545, 2002
30　Toda Y: Arthritis Rheum 47: 468–473, 2002
31　Toda Y: Arch Phys Med Rehabil 85: 673–677, 2004
32　Toda Y: Arthritis Rheum 50: 3129–3136, 2004
33　Toda Y: Osteoarthritis Cartilage 13: 353–360, 2005

34 Toda Y: Osteoarthritis Cartilage 14: 231-237, 2006
35 Toda Y: Osteoarthritis Cartilage 16: 244-253, 2008
36 Zang W: Osteoarthritis Cartilage 16: 137-162, 2008
37 戸田佳孝：日本関節病学会雑誌、33：２０１４
38 戸田佳孝：整型外科外来診療の実際、七章装具療法、中山書店、２０１４

第3章

1 Brody JB: Personal Health. New York Times. １９９８年1月13日号
2 Brody JB: 3 Years Later, Knees Made for Dancing. New York Times. 2008.6.3
3 戸田佳孝：整型災害外科　43：９３１－９３７，２０００
4 Clegg DO,: N Engl J Med 354: 795-808, 2006
5 McAlindon T,: Am J Med.117: 643-649, 2004
6 Cibere J,: Arthritis Rheum 51: 738-745, 2005
7 Vlad SC: Arthritis Rheum 56: 2267-2277, 2007
8 Durmus D: J Back Musculoskelet Rehabil.; 25: 275-2784, 2012

9 Sherman AL: PM R. 5: 110-116, 2012
10 Ebrahim V: BMJ Case Rep. pii: bcr2012007665, 2012
11 Bhattacharyya T.: J Bone Joint Surg Am. 85-A: 4-9, 2003
12 Dong Y: Comput Methods Biomech Biomed 3, 2013.
13 Katz JN: N Engl J Med.; 368: 1675-1684, 2013
14 Bernstein J, Orthopedics. 35: e1804-1806, 2012
15 国立病院機構とは：http://aa108wpbu0.smartrelease.jp/kokuritubyouinkikou2012
16 巽一郎：膝、復活（小学館）、第1版、２０１３
17 藤原稔史：整形外科と災害外科　７：５００-５０２、２００８
18 北本和督：日本人工関節学会誌　42：１９５-１９６、２０１２
19 高橋敏明：MB Orthop 13: 50-54, 2003
20 Aglietti P.: J Knee Surg. 16: 21-26, 2003
21 Chou DT: Knee, 19: 356-359, 2012
22 Hawker GA, Arthritis Rheum. 65: 1243-1252, 2013
23 Bhandari M: Clin Med Insights Arthritis Musculoskelet Disord. 5: 89-94, 2012

第4章

1 Waddell D: Am J Med Sports 3:237-241, 2001

2 Toda Y: Osteoarthritis Cartilage. 16:980-985, 2008

3 Im SH: J Ultrasound Med.28: 1465-1470, 2009

4 Qvistgaard E: Osteoarthritis Cartilage. 9: 512-517, 2001

5 戸田佳孝：整型外科　61：５１３－５１７、２０１０

6 戸田佳孝：整型外科　60：５２３－５２７、２００９

7 戸田佳孝：日関外誌　30：５３７－５４３、２０１１

8 戸田佳孝：整型外科　61：５１３－５１７、２０１０

9 Ackerman IN: BMC Musculoskelet Disord. 20; 13: 254, 2012

10 Toda Y: J Rheumatol 25: 2181-2186, 1998

11 岡田斗司夫『いつまでもデブと思うなよ』（1版）新潮社、２００７

12 深川光司：総合臨床　46：２０８８－２０９０、１９９７

第5章

1　戸田佳孝：9割のひざの痛みは自分で治せる：中経出版、2012

戶田佳孝

生於一九六〇年，為日本大阪人。

一九八六年自關西醫科大學畢業後，於一九九一年赴英國整形外科醫院留學，並於一九九二年修畢關西醫科大學整形外科大學博士班課程，取得醫學博士學位。一九九七年，以外聘研究員的身分赴美國塔夫斯大學（Tufts University）留學，研究領域為肥胖與退化性膝關節炎之間的關係。一九九八年返國，並於大阪府吹田市開立貴晶會戶田風濕科診所，開業後仍持續研究不動手術就治好退化性膝關節炎的方法（保存療法，Conservation Treatment）。時值二〇〇四年，以矯正鞋墊的研究獲頒日本整形外科學會獎勵獎，是首位以開業醫師身分獲頒該獎項的人。著有《九成的膝蓋痛都會自己好》(中經出版)、《NHK今日健康系列 膝蓋痛Part3 退化性膝關節炎的保存療法》(NHK出版；監修：守屋秀繁)等書。

戶田風濕科診所的官網
http://toda-hiza-seikei.com/

家庭保健系列叢書

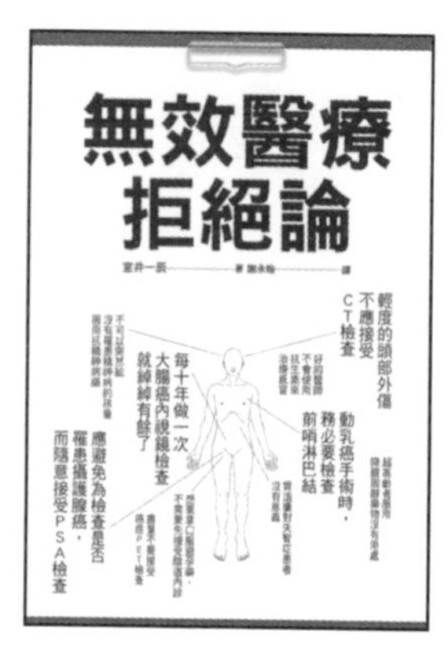

無效醫療拒絕論
15X21cm　272 頁
單色　定價 260 元

健康出狀況，當然就要接受檢查與治療。

但是，你能確定我們接受的檢查、治療，真的是「必要」的嗎？

有的時候，醫療提供方會為了避開醫療風險，而進行沒有必要的醫療行為！綜觀全球，不斷增加的醫療費用在各國都構成了問題。

「Choosing Wisely（明智的選擇）」活動源於美國，目的是要放逐無用的醫療行為。過度治療不但虛耗國家醫療資源，不必要的檢查或醫療行為，有時非但對診斷病情或治療沒有幫助，反而更容易對患者的身體造成負面影響。為此，美國各醫學會因而主動發起這項「Choosing Wisely」的活動。

該項活動已有 71 個醫學會參與，並提出逾 250 個被認為是「不建議之醫療行為」。本書作者深諳醫學相關知識，不但從中挑選出 100 項關係較密切的醫療行為，更大致分成癌症類與非癌症類醫療行為，並分門別類介紹。

還針對部分相關文獻，進行較為深入的剖析，並透過補充說明、補充解釋等解說，讓讀者盡可能理解書中專業術語。即便是不熟悉醫療領域的人，也能藉由本書，理解醫療環境的現狀。

家庭保健系列叢書

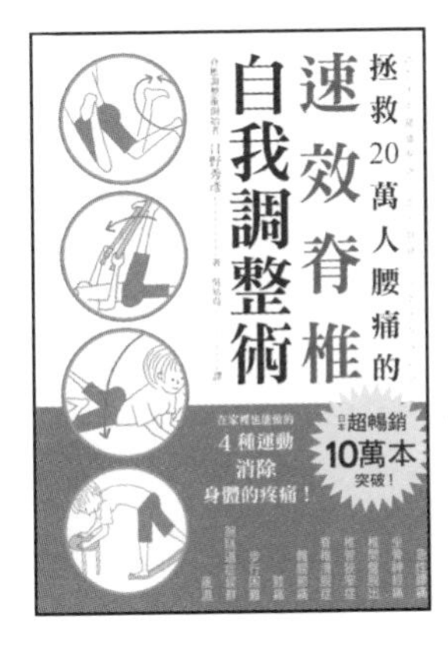

拯救 20 萬人腰痛的
速效脊椎自我調整術

15X21cm　　192 頁
單色　　定價 260 元

長期被腰痛困擾者的福音．脊椎自我調整術來了！

日本銷售量突破八萬本！

來自日本全國的感謝聲浪源源不斷！

請試著用拇指沿著骨頭大力按壓小腿內側。請試試看膝蓋下方至腳踝間的五個地方吧。會不會痛呢？

即使是輕微的疼痛也都是坐骨神經傳導異常所致。正常的狀況下讓女性用盡全力按壓，直到「沒有辦法再用力了！」也不會感到絲毫疼痛。

腰痛、坐骨神經痛、髖關節痛、膝痛、頸部緊繃、肩膀酸痛、指尖僵硬、手肘痛、背部緊繃、腳抽筋、畏寒症、內臟器官不適。 剛剛的檢查中感到疼痛的各位，是否抱有其中一種上述的這些症狀呢？

其所有原因就在於　骨歪斜所致。並非是因　感到疼痛的部位有問題，而是因為神經發起處的骨頭偏移導致。骨頭偏移與疼痛一定有相關性，而且能夠預測。而脊椎調整術就是匯集了這些所創造而出的解決之道。

現在立刻翻開本書，解決困擾多年的腰痛吧！

家庭保健系列叢書

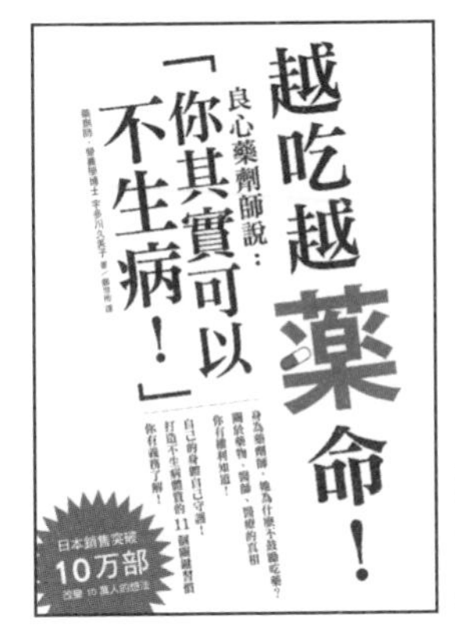

越吃越藥命！

15X21cm　　240 頁
單色　　定價 250 元

你不想知道，卻一定要知道的「藥」命知識！

為了健康著想，從現在開始對藥採取斷捨離吧！

往往身體不舒服的時候，都會習慣性的吃成藥或是看醫生，前者是針對症狀找藥吃，後者其實只是多了一道詢問的程序，最後結果還是吃藥。但是，有沒有想過，這些病其實不吃藥也能自然康復，固然需要花多一些時間，卻可以減少，甚至化解副作用帶來的危機。

針對現代人的用藥習慣提出重大駁斥，深入探討常用的入浴劑、藥膏和貼布對身體的危害性，再說明健康輔助食材到底能不能發揮功能。不光是用藥習慣，對於醫療的事實也仔細探究，醫生的話不要照單全收，感冒藥、胃藥、止痛藥……等等，都不像字面上這麼簡單的，請當作參考，並且多詢問！

來自宇多川久美子藥劑師的真心建言：「若非必要，不要吃藥！」，藥劑師都開口了，怎麼可以不聽！自己的身體是靠自己守護，不要再依賴藥物了！

瑞昇文化　http://www.rising-books.com.tw

＊書籍定價以書本封底條碼為準＊

購書優惠服務請洽：TEL：02-29453191 或 e-order@rising-books.com.tw

家庭保健系列叢書

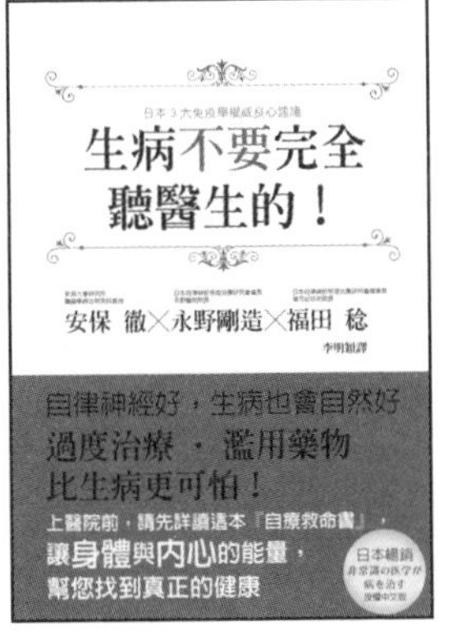

生病不要完全聽醫生的！

15X21cm　300 頁
套色　定價 320 元

抗癌劑、疫苗……盲目的藥物信仰全然失控！別為了治病，賠上一輩子的健康。上醫院前，請先詳讀這本『自療救命書』，讓身體與內心的能量，幫您找到真正的健康。

癌症、阿茲海默症、高血壓、異位性皮膚炎，其實都是因為自律神經紊亂所引起的。

三大「日本自律神經免疫治療研究會」的醫生：安保徹、永野剛造、福田稔，將於本書中，分享該如何透過「自律神經」與「免疫系統」來掌握疾病。醫生分別以自己的專長為切入點，安保徹醫師會採取「免疫學的進化過程」的觀點，研究重點以粒線體為主。永野剛造醫師會採取「能量醫學與疾病」的觀點，研究重點以心理為主。福田稔醫師會採取「患者的治療過程與白血球分類計數」的觀點，研究重點以巨噬細胞為主。提出醫學實證，分享調和身心所帶來的健康回饋。

TITLE

不開刀不吃藥　簡單6招，膝蓋自然不痛了！

STAFF

出版　三悅文化圖書事業有限公司
作者　戶田佳孝
譯者　謝承翰

總編輯　郭湘齡
責任編輯　黃美玉
文字編輯　黃思婷　莊薇熙
美術編輯　謝彥如
排版　曾兆珩
製版　大亞彩色印刷製版股份有限公司
印刷　桂林彩色印刷股份有限公司
　　　紘億彩色印刷有限公司
法律顧問　經兆國際法律事務所　黃沛聲律師

代理發行　瑞昇文化事業股份有限公司
地址　新北市中和區景平路464巷2弄1-4號
電話　(02)2945-3191
傳真　(02)2945-3190
網址　www.rising-books.com.tw
e-Mail　resing@ms34.hinet.net

劃撥帳號　19598343
戶名　瑞昇文化事業股份有限公司

初版日期　2016年5月
定價　250元

國家圖書館出版品預行編目資料

不開刀不吃藥 簡單6招,膝蓋自然不痛了! / 戶田佳孝作 ; 謝承翰譯. -- 初版. -- 新北市 : 三悅文化圖書, 2016.04
192面 ; 21 X 14.8公分
ISBN 978-986-92617-5-3(平裝)
1.膝痛 2.健康法

416.618　105004158